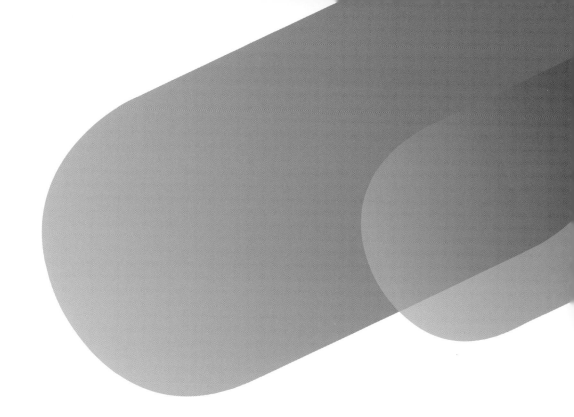

Recommendations for Rehabilitation of
Infectious Respiratory Diseases

传染性呼吸疾病患者
康复指导手册

主　编⊙叶祥明　周　亮

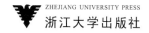

ZHEJIANG UNIVERSITY PRESS
浙江大学出版社

图书在版编目（CIP）数据

传染性呼吸疾病患者康复指导手册 / 叶祥明,周亮
主编.—杭州：浙江大学出版社，2020.9
　　ISBN 978-7-308-20524-5

　　Ⅰ．①传… Ⅱ．①叶…②周… Ⅲ．①呼吸系统疾病
-康复-手册Ⅳ.①R560.9-62

中国版本图书馆CIP数据核字（2020）第163492号

传染性呼吸疾病患者康复指导手册

主编　叶祥明　　周　亮

责任编辑　张　鸽　　张凌静
责任校对　殷晓彤
封面设计　续设计　　黄晓意
出版发行　浙江大学出版社
　　　　　　（杭州市天目山路148号　　邮政编码　310007）
　　　　　　（网址：http://www.zjupress.com）
排　　版　杭州林智广告有限公司
印　　刷　浙江省邮电印刷股份有限公司
开　　本　710mm×1000mm　1/16
印　　张　12.75
字　　数　228千
版印次　2020年9月第1版　2020年9月第1次印刷
书　　号　ISBN 978-7-308-20524-5
定　　价　150.00元

《传染性呼吸疾病患者康复指导手册》

编 委 会

主　编

　　叶祥明　　　周　亮

副主编

　　谭同才　　　丁晓娣　　　程瑞动　　　李立红

编　者（以姓氏笔画为序）

　　丁晓娣　　王元姣　　王石艳　　叶　青　　叶祥明　　朱　迪

　　朱科赢　　孙　鹏　　李立红　　李金娜　　李凌霄　　杨　婷

　　张　利　　张大威　　张文静　　陈　靓　　周　阳　　周　亮

　　钱展红　　章闻捷　　章晓峰　　程瑞动　　谢雨晴　　廖峥娈

　　谭同才　　戴允兰

摄　影

　　金振华　　　刘　爽　　　周雨熹

绘　图

　　马　恪

序 Foreword

在漫长的历史长河中，人类一直饱受传染病的困扰，不断地与各种传染病做斗争。进入 21 世纪后，人类的身体健康和生命安全仍面临着传染病的严重威胁，尤其是新发急性呼吸道传染病，比如近些年相继出现的严重急性呼吸综合征（severe acute respiratory syndrome，SARS）、禽流感、甲型 H1N1 流感、中东呼吸综合征（Middle East respiratory syndrome，MERS）、新型冠状病毒肺炎（corona virus disease 2019，COVID-19，也简称新冠肺炎）等对人类造成了极大的伤害。需要注意的是，这些疾病会严重影响患者的身心健康。因此，在挽救生命的同时，我们还要关注这些患者的身心健康恢复与改善，也就需要康复的介入，以期最大限度地帮助他们回归正常生活。

康复的概念可以追溯到古希腊时期，希波克拉底和盖伦就提倡用按摩、水疗、热疗等方法来治疗患者。对比国外，中国也传承下来许多康复方法和手段，如针灸、热敷、推拿，以及五禽戏、易筋经、八段锦、太极拳等。这些方法对新冠肺炎患者已经显示出良好的治疗效果。现代康复医学起源于 20 世纪四五十年代，以物理治疗、作业治疗等为主要手段，改善患者的各种身心功能障碍，提高其自理能力和生活质量。我国自 20 世纪 80 年代中期开始引入现代康复医学。虽然起步比较晚，但在党和各级政府的高度重视下，康复医学迅速进入发展的"快车道"，与临床各学科相互渗透、相互融合，几乎涵盖所有疾病的全过程，从疾病早期的急 / 危重症康复，到疾病恢复期的社区康复和居家康复，在促进功能恢复、减少并发症、提高生存质量等方面发挥着重要作用。

不幸罹患急性呼吸道传染病的患者可能出现呼吸功能、躯体功能和心理功能等方面不同程度的异常，因此，如何适时地对这些患者在住院期间和出院后进行科学、规范的康复干预是至关重要的。《传染性呼吸疾病患者康复指导手册》由浙江省人民医院康复医学科完成编写，他们都具有丰富的临床工作经验，其中有 7 名编写人员随浙江省医疗队驰援湖北抗击新冠疫情，卓有成效地开展了各项康复与护理工作。本书是他们的经验总结和知识分享，创意新颖、图文并茂，语言通俗易懂、内容丰富实用，可操作性强、适用范围广，符合社会的需求，也符合当下的需要，既可作为一线医护工作人员的参考读物，也可作为患者自我康复管理的指导用书。

向历次抗击疫情的医务工作者致敬！

是为序。

杭州医学院 黄东胜 教授

中山大学孙逸仙纪念医院 燕铁斌 教授

2020 年 9 月

前 言 Preface

近 20 年来，人类世界已经暴发了三次冠状病毒感染疫情，包括 2003 年的严重急性呼吸综合征（SARS）、2012 年的中东呼吸综合征（MERS）和 2019 年的新型冠状病毒肺炎（COVID-19）。这三次疫情都是由冠状病毒感染引起的急性传染性呼吸疾病，传染性强，传播途径主要是人传人，以与人的密切接触传播或经呼吸道飞沫传播为主。由于这些疾病具有新发、突发性，人群普遍对其缺乏免疫力，所以极易大范围流行，严重危害人民群众的身体健康和生命安全。

人在患上这些疾病后，呼吸系统首先受累，出现不同程度的呼吸功能受损，表现为咳嗽、呼吸困难、活动后气短等，以及全身乏力、易疲劳、肌肉酸痛等运动功能障碍。此外，病情较重患者卧床时间会明显增加，呼吸、循环、运动、内分泌、消化、泌尿等系统会发生一系列继发性损伤，导致呼吸及运动功能障碍进一步下降，皮肤压疮、深静脉血栓、骨量减少、营养不良、尿路结石等的发生风险也会增加，患者还容易产生恐惧、焦虑、抑郁等情绪问题，生活自理能力和生存质量下降。因此，需要在常规临床治疗的基础上，针对这些患者不同程度的呼吸功能、运动功能和心理功能障碍等，进行全面综合的康复评估，制定个性化治疗和指导方案，有利于最大限度地恢复其日常生活活动能力，提高生活质量。

鉴于此，我们组织编写了《传染性呼吸疾病患者康复指导手册》一书，系统阐述传染性呼吸疾病（如 SARS、MERS、COVID-19）的流行病学特点和临床特征，针对患者可能出现的心肺功能、运动功能、心理功能、营养状况及日常生活活动能力等方面的康复问题，提供有针对性的评估方法和中西医康复策略、饮食指导及护理措施，以及治疗过程中的防护要求，并配上功能锻炼图片或视频加以说明。本书基于编者临床工作的实践经验和心得体会编写而成，旨在为一线医护人员、患者及其家属提供一本操作性强的参考读物，使读者在了解疾病及其治疗方法的同时，可以方便快捷地获取科学、规范的康复方案，希望能在促进患者全面康复中发挥积极的作用。

本书语言通俗易懂，文字简明扼要，图文并茂，实用性强，可作为医护人员进行健康教育的参考读物，也可作为患者及其家属掌握传染性呼吸疾病自我康复管理的指导用书。

在编写过程中，我们得到了浙江省人民医院康复医学科（浙江省康复中心）、浙江省康复与运动医学研究所全体同仁的大力支持，在此表示衷心的感谢。

由于参与编写人员工作任务繁重，且编写时间有限，难免有错漏之处，敬请广大读者谅解，并期望提出宝贵意见。

叶祥明

2020 年 9 月

目 录 Contents

第一章　总　论

第一节　概　述　　　　　　　　　　　　　　／ 1

第二节　新型冠状病毒肺炎　　　　　　　　　／ 2

第三节　中东呼吸综合征　　　　　　　　　　／ 9

第四节　严重急性呼吸综合征　　　　　　　　／ 12

第二章　康复评定

第一节　常见功能障碍　　　　　　　　　　　／ 18

第二节　心肺功能评定　　　　　　　　　　　／ 19

第三节　运动功能评估　　　　　　　　　　　／ 26

第四节　心理评估　　　　　　　　　　　　　／ 27

第五节　营养评估　　　　　　　　　　　　　／ 31

第六节　日常生活活动能力评定　　　　　　　／ 33

第三章　呼吸功能康复

第一节　概　述　　　　　　　　　　　　　　／ 36

第二节　轻症患者的呼吸康复　　　　　　　　／ 38

第三节　重症患者的呼吸康复　　　　　　　　/ 40

第四节　出院患者的呼吸康复指导意见　　　　/ 42

第五节　呼吸支持方式　　　　　　　　　　　/ 46

第六节　气道湿化及雾化治疗　　　　　　　　/ 51

第四章　运动功能康复

第一节　概　述　　　　　　　　　　　　　　/ 54

第二节　传染性呼吸疾病的运动治疗　　　　　/ 59

第三节　常用运动治疗方法　　　　　　　　　/ 63

第五章　心理康复

第一节　传染性呼吸疾病相关的心理问题　　　/ 81

第二节　心理康复的重要性　　　　　　　　　/ 83

第三节　心理康复的对象　　　　　　　　　　/ 84

第四节　心理康复的步骤　　　　　　　　　　/ 85

第五节　常用心理康复方法　　　　　　　　　/ 86

第六节　严重心理问题的专业救援　　　　　　/ 94

第六章　中医康复

第一节　概　述　　　　　　　　　　　　　　/ 96

第二节　中药疗法　　　　　　　　　　　　　/ 99

第三节　中药热敷疗法　　　　　　　　　　　/ 104

第四节　中医理疗　　　　　　　　　　　　　/ 105

第五节　传统运动疗法　　　　　　　　　　　/ 111

Contents

第七章　营养康复

第一节　概　述 / 122

第二节　营养支持疗法 / 123

第三节　食疗药膳 / 129

第八章　物理因子疗法

第一节　各系统物理因子疗法 / 139

第二节　器械及环境消毒 / 159

第九章　康复护理

第一节　康复护理原则 / 161

第二节　常见康复护理诊断及措施 / 166

第十章　康复诊疗安全措施

第一节　康复诊疗工作的基本安全原则 / 176

第二节　操作者的个人防护要求 / 177

第三节　操作环境的基本防护要求 / 185

索　引 / 189

总　论

第一章

第一节　概　述

传染性呼吸疾病是指病原微生物经鼻腔、咽喉、气管和支气管等呼吸道侵入人体而引起的具有传染性、在一定条件下可造成流行的疾病。导致传染性呼吸疾病的病原微生物主要有病毒、细菌、衣原体、支原体等，其特点是传染速度快、传播范围广、传播途径多。这类疾病是临床上最为多见的一类疾病，也是日常生活中最常见的疾病类别之一。常见的传染性呼吸疾病有流行性感冒、麻疹、水痘、风疹、流行性腮腺炎等。

在人类历史长河中，传染性呼吸疾病不仅时刻威胁着人类的健康，而且对人类文明的进程产生了巨大的影响。随着社会文明和物质生活水平的不断提高，人类在与传染病的斗争中逐渐占了上风。然而，2003年的严重急性呼吸综合征（severe acute respiratory syndrome, SARS，曾称传染性非典型肺炎）、2012年的中东呼吸综合征（Middle East respiratory syndrome, MERS）、2013年的人感染H7N9禽流感、2019年的新型冠状病毒肺炎等新的传染性呼吸疾病相继出现，对人类的健康构成了巨大的威胁，给人类敲响了警钟。

传染性呼吸疾病患者发病后会出现呼吸功能障碍、个人生活活动能力下降、情绪和睡眠障碍、生活质量满意度下降等问题，特别是重症和危重症患者。该类疾病患者会在疾病恢复期出现持续长达20个月的症状，包括肌肉骨骼疼痛、运动耐量明显下降、出现不同程度的情绪和睡眠问题等。已有多项研究表明，通过运动训练、呼吸训练、有氧训练等康复治疗手段的介入，可以显著改善患者的机体功能，提升其日常生活活动能力，提高个人生活质量。

祖国医学在传染病防治方面有着丰富的经验。深入发掘和发展祖国医学，将促使其在中西医结合防治传染病中发挥越来越重要的作用。

第二节　新型冠状病毒肺炎

一、概　述

自 2019 年 12 月以来，各个国家相继出现新型冠状病毒肺炎疫情。2020 年 2 月 11 日，世界卫生组织（World Health Organization，WHO）将新型冠状病毒肺炎正式命名为 COVID-19（corona virus disease 2019，COVID-19）。截至目前，全球感染人数及病死率等具体数字仍在更新。

二、病原学特点

新型冠状病毒属于 β 属的冠状病毒，是一种具有包膜，颗粒呈圆形或椭圆形，多形性的 RNA 病毒，其基因特征与严重急性呼吸综合征冠状病毒（severe acute respiratory syndrome corona virus，SARS-CoV）和中东呼吸综合征冠状病毒（Middle East respiratory syndrome corona virus，MERS-CoV）有明显区别。目前研究显示，新型冠状病毒与蝙蝠 SARS 样冠状病毒的同源性达 85%，对紫外线和热敏感，乙醚、75% 乙醇溶液、含氯消毒剂、过氧乙酸和氯仿等在 56℃、30 分钟条件下可有效灭活病毒，氯己定不能有效灭活病毒。

三、流行病学特点

（一）传染源

目前所发现的传染源主要是新型冠状病毒感染的患者。无症状感染者也可能成为传染者。

（二）传播途径

其主要的传播途径是经呼吸道飞沫传播（见图 1-1）和密切接触传播（见

图 1-2）。在相对密闭的环境中长时间暴露于高浓度气溶胶的情况下，还存在气溶胶传播的可能。

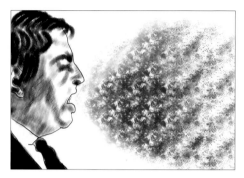

图 1-1　飞沫传播

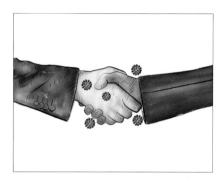

图 1-2　密切接触传播

（三）易感人群

人群普遍易感。

四、临床特点

（一）临床表现

基于目前的流行病学调查，新型冠状病毒肺炎的潜伏期为 1 ~ 14 天，多为 3 ~ 7 天，其主要表现为发热、干咳、乏力。少数患者伴有鼻塞、流涕、咽痛、肌痛和腹泻等症状。轻型患者仅表现为低热、轻微乏力等，无肺炎表现。重症患者多在发病 1 周后出现呼吸困难和（或）低氧血症，严重者可快速进展至急性呼吸窘迫综合征、脓毒性休克、难以纠正的代谢性酸中毒和出凝血功能障碍及多器官功能衰竭等。部分儿童及新生儿病例症状可不典型，可表现为呕吐、腹泻等消化道症状或者仅表现为精神弱、呼吸急促等。多数患者预后良好。

（二）实验室检查

1. 一般检查

发病早期，外周血白细胞总数正常或减少，淋巴细胞计数减少，多数患者 C 反应蛋白（C-reactive protein，CRP）和红细胞沉降率升高，降钙素原正常；

严重者表现为 D- 二聚体水平升高，外周血淋巴细胞数进行性减少。部分患者可出现肝酶、乳酸脱氢酶（lactate dehydrogenase，LDH）、肌酶和肌红蛋白水平增高；部分危重患者可见肌钙蛋白水平增高。

2. 病原学及血清学检查

在鼻拭子、咽拭子、痰和其他呼吸道分泌物、血液、粪便等标本中可检测出新型冠状病毒核酸。

（三）胸部影像学

早期呈多发小斑片影及肺间质改变，肺外带明显。疾病逐渐进展后出现双肺多发磨玻璃影、浸润影，严重者可出现肺实变，但是胸腔积液比较少见。

五、诊断标准

（一）疑似病例

结合流行病学及临床表现综合分析，疑似病例的确定需要符合以下流行病学史中的任意 1 条，且符合临床表现中的任意 2 条；如无明确的流行病学史，则要符合临床表现中的 3 条。

1. 流行病学史

发病前 14 天内有疫区及其周边地区，或其他有病例报告社区的旅行史或居住史。

发病前 14 天内与新型冠状病毒感染者（核酸检测阳性者）有接触史。

发病前 14 天内曾接触过来自疫区及其周边地区，或来自有病例报告社区的发热或有呼吸道症状的患者。

聚集性发病［2 周内在小范围场所（如家庭、办公室、学校班级等）出现 2 例及以上发热和（或）呼吸道症状的病例］。

2. 临床表现

（1）发热和（或）呼吸道症状。

（2）具有上述新型冠状病毒肺炎的影像学特征。

（3）发病早期，白细胞计数正常或减少，淋巴细胞计数正常或减少。

（二）确诊病例

确诊病例为疑似病例同时具备以下病原学或血清学证据之一的病例。

（1）新型冠状病毒核酸检测阳性。

（2）与已知的新型冠状病毒基因测序高度同源。

（3）血清新型冠状病毒特异性抗体阳性；血清新型冠状病毒特异性抗体由阴性转为阳性，或恢复期浓度较急性期升高 4 倍及以上。

六、临床分型

（一）轻　型

临床症状轻微，影像学检查未见肺炎表现。

（二）普通型

具有发热、呼吸道症状等，影像学检查可见肺炎表现。

（三）重　型

1. 成年患者符合下列任何一条即为重型：①出现气促，呼吸频率 ≥ 30 次 /min；②静息状态下，指氧饱和度 ≤ 93%；③动脉血氧分压（partial pressure of oxygen in arterial blood，PaO_2）/ 吸氧浓度（fraction of inspired oxygen，FiO_2）≤ 300mmHg。

2. 儿童患者符合下列任何一条：①出现气促（月龄 < 2 个月，呼吸频率 ≥ 60 次 /min；月龄为 2 ～ 12 个月，呼吸频率 ≥ 50 次 /min；年龄为 1 ～ 5 岁，呼吸频率 ≥ 40 次 /min；年龄 > 5 岁，呼吸频率 ≥ 30 次 /min），排除发热和哭闹的影响；②静息状态下，指氧饱和度 ≤ 92%；③辅助呼吸（呻吟、鼻翼扇动、三凹征）、发绀、间歇性呼吸暂停；④出现嗜睡、惊厥；⑤拒食或喂养困难，有脱水症状。

（四）危重型

符合以下情况之一的：①发生呼吸衰竭，且需要机械通气；②发生休克；③合并其他器官功能衰竭，需入住 ICU 治疗。

七、重型、危重型临床预警指标

（一）成年患者

1. 外周血淋巴细胞计数进行性下降。

2. 外周血炎症因子进行性升高。

3. 乳酸水平进行性升高。

4. 肺内病变在短期内迅速进展。

（二）儿童患者

1. 呼吸频率增快。

2. 精神反应差、嗜睡。

3. 乳酸水平进行性升高。

4. 影像学显示双侧或多肺叶浸润、胸腔积液或短期内病变快速进展。

5. 婴儿（月龄＜3个月）或患儿有基础性疾病（先天性心脏病、支气管肺发育不良、呼吸道畸形、异常血红蛋白、重度营养不良等），有免疫缺陷或低下（长期使用免疫抑制剂）。

八、治　疗

（一）治疗原则

疑似及确诊病例应在具备隔离条件和防护条件的定点医院进行隔离治疗。疑似病例应予以单间隔离治疗，确诊病例可多人收治在同一病室，危重型病例应尽早收入 ICU 治疗。

（二）一般治疗

1. 卧床休息，加强支持治疗，保证充分的热量供应，注意水、电解质平衡，维持内环境稳定，密切监测生命体征等。

2. 根据病情监测血常规、尿常规、C 反应蛋白、生化指标（肝酶、心肌酶、肾功能等）、凝血功能、动脉血气分析、胸部影像学等。

3. 及时给予有效的氧疗措施，有条件的可采用氢氧混合吸入气治疗。

4. 给予抗病毒治疗。试用干扰素、洛匹那韦/利托那韦、利巴韦林、阿比多尔等，不建议同时应用 3 种及以上抗病毒药物。

5. 避免盲目或不恰当使用抗菌药物。

（三）重型、危重型病例的治疗

1. 氧疗。经鼻导管或面罩吸氧，及时评估缺氧症状是否得到缓解。

2. 若氧疗后缺氧症状无法得到缓解，则可考虑使用高流量鼻导管氧疗或无创通气。

3. 若病情在 1 ～ 2 小时内无缓解，甚至发生恶化，则应当及时进行气管插管和有创机械通气，保持气道湿化，避免长时间镇静，早期唤醒患者并进行肺康复治疗。

4. 对于严重急性呼吸窘迫综合征患者，建议进行肺复张，每天进行 12 小时以上的俯卧位通气；对上述治疗效果不佳的患者，应尽快考虑行体外膜氧合（extracorporeal membrane oxygenation，ECMO）。

（四）循环支持

在救治过程中，注意液体平衡策略，避免液体过量和不足。

（五）康复者血浆治疗

康复者血浆治疗适用于病情发展较快的患者或重型、危重型患者。

（六）血液净化治疗

血液净化治疗可清除炎症因子，阻断"细胞因子风暴"。

（七）免疫治疗

对于双肺广泛病变及重型患者，且实验室检查白介素 -6（interleukin-6，IL-6）水平升高者，可试用托珠单抗治疗。

（八）中医中药治疗

此病属于中医学"疫病"范畴，应辨证论治。

（九）其他治疗

对于氧合指标进行性恶化、影像学进展迅速、机体炎症反应过度激活的患者，酌情应用糖皮质激素治疗；对于儿童重型、危重型病例，可酌情考虑应用静脉滴注丙种球蛋白治疗；此外，还应注意心理疏导。

九、预 防

1. 避免去疫情高危区、人流密集的场所，减少多人聚会，尽可能避免与有呼吸道症状的人接触。

2. 出门一定要正确佩戴口罩（见图 1-3）。口罩是阻断呼吸道分泌物传播的一种有效手段。

3.居家要注意勤开窗通风（见图1-4）。勤开窗通风，加强空气对流，可以有效预防呼吸道疾病的传播。

4.注意个人卫生，采用"七步洗手法"勤洗手（见图1-5）。洗手要用流动水，要用肥皂或免洗洗手液。打喷嚏时，注意用手肘、胳膊或者纸巾捂住口鼻，或者使用纸巾，尽量不要用双手捂住口鼻。

5.密切关注发热、咳嗽等症状，如出现此类症状，应立即进行自我隔离，及时到医院就诊或者通知有关人员。

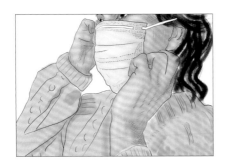

图1-3 外出戴口罩

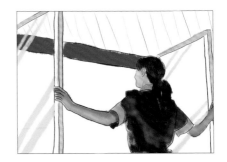

图1-4 开窗通风

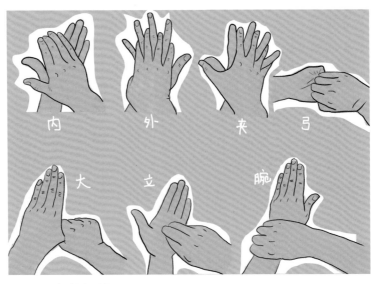

图1-5 七步洗手法

第三节　中东呼吸综合征

一、概　述

2012 年 9 月，沙特首次报道了 2 例临床表现类似于 SARS 的新型冠状病毒感染病例。2013 年 5 月 23 日，WHO 将这种新型冠状病毒感染疾病命名为 "中东呼吸综合征"（Middle East respiratory syndrome，MERS）。截至 2015 年 6 月 10 日，全球共有 25 个国家累计报告 MERS 实验室确诊病例 1231 例，其中死亡 451 例，病死率为 36.6%。

二、病原学特点

MERS-CoV 属于冠状病毒科 β 属冠状病毒的 2c 亚群，是一种具有包膜、线性非节段单股正链的 RNA 病毒。MERS-CoV 主要分布于人深部呼吸道组织，其病原学特征目前仍不完全清楚，实验室基因序列发现骆驼可能是人类 MERS 的感染源，但不排除蝙蝠或其他动物也可能是 MERS-CoV 的自然宿主。

三、流行病学特点

（一）传染源

MERS 的感染源主要是感染者和未确定的动物携带者（如蝙蝠和骆驼）。

（二）传播途径

人际间主要通过飞沫经呼吸道传播，也可通过密切接触患者的分泌物或排泄物传播。

（三）易感人群

人群普遍易感。

四、临床特点

（一）临床表现

MERS 的潜伏期为 2 ～ 14 天，早期临床表现主要为发热、畏寒、乏力、头痛、肌痛等，随后可出现咳嗽、胸痛、呼吸困难，部分病例还会出现呕吐、腹痛、腹泻等症状。重症病例多在 1 周内进展为重症肺炎，可发生急性呼吸窘迫综合征、急性肾衰竭甚至多脏器功能衰竭。部分病例可无临床症状或仅表现为轻微的呼吸道症状，无发热、腹泻和肺炎症状。

（二）实验室检查

1. 血常规

白细胞计数一般不高，可伴有淋巴细胞计数减少。

2. 血生化检查

部分患者肌酸激酶、天冬氨酸氨基转移酶（aspartate aminotransferase，AST）、丙氨酸氨基转移酶（alanine aminotransferase，ALT）、乳酸脱氢酶（lactate dehydrogenase，LDH）、肌酐等的水平升高。

3. 病原学检查

病毒分离是实验室检测的"金标准"。病毒核酸检测可用于早期诊断。

（三）胸部影像学

在病情的不同阶段，胸部影像学可表现为单侧或双侧的肺部影像学改变，以胸膜下和基底部磨玻璃影为主，可出现实变影。部分病例可有不同程度的胸腔积液。

五、诊断标准

（一）疑似病例

疑似病例是指患者情况符合流行病学史和临床表现，但尚无实验室确认依据。

1. 流行病学史

患者在发病前 14 天内有中东地区和疫情暴发地区旅游或居住史；或与疑似、临床诊断、确诊病例有密切接触史。

2. 临床表现

有难以用其他病原感染解释的发热，伴呼吸道症状。

（二）临床诊断病例

1. 满足疑似病例标准，仅有实验室检测结果阳性的患者。

2.满足疑似病例标准，仅有单份采集或处理不当的标本导致实验室检测结果阴性或无法判断结果的患者。

（三）确诊病例

具备下述 4 项之一，可确诊为中东呼吸综合征实验室确诊病例：

（1）抗体检测阳性。

（2）基因测序确认。

（3）从呼吸道标本中分离出 MERS-CoV。

（4）恢复期血清中 MERS-CoV 抗体较急性期血清抗体阳转或水平升高 4 倍及以上。

六、治　疗

（一）基本原则

疑似病例、临床诊断病例和确诊病例应在具备有效隔离和防护条件的医院隔离治疗；危重型病例应尽早收入 ICU 治疗。

（二）一般治疗与密切监测

1.卧床休息，维持水、电解质平衡，密切监测病情变化。

2.定期复查血常规、尿常规、血气分析、血生化及胸部影像学。

3.根据氧饱和度变化，及时给予有效氧疗措施，包括经鼻导管、面罩给氧，必要时采取无创或有创通气等措施。

（三）抗病毒治疗

目前尚无明确有效的抗 MERS-CoV 药物。体外实验表明，利巴韦林和 α 干扰素（interferon-α，IFN-α）联合使用具有一定的抗病毒作用，但其临床研究结果尚不确定。在发病早期可尝试应用抗病毒治疗，但在应用过程中须注意药物的副作用。

（四）抗菌药物治疗

避免盲目或不恰当应用抗菌药物，加强细菌学监测，如出现继发细菌感染，则及时应用抗菌药物。

（五）中医中药治疗

本病属温病，风温肺热。

第四节　严重急性呼吸综合征

一、概　述

严重急性呼吸综合征（severe acute respiratory syndrome，SARS），曾被称为传染性非典型肺炎（infectious atypical pneumonia），是由SARS-CoV引起的一种急性呼吸道传染病。该病于2002年11月在我国广东被发现，经历2个多月的始发期后，扩散到全国24个省份。在全球范围内，SARS共波及亚洲、欧洲、美洲等29个国家和地区。2003年4月16日，WHO在日内瓦宣布，SARS的病原体是一种新的冠状病毒，并将其命名为SARS冠状病毒（SARS-CoV）。

二、病原学特点

SARS-CoV很可能来源于动物，科学家们在狸猫、果子狸、家猫等动物中发现了类似SARS-CoV的病毒。果子狸很可能只是病毒的中间宿主。SARS-CoV是一种单股正链RNA病毒，其对温度敏感，37℃可存活4天，56℃加热90min、75℃加热30min能够灭活病毒。紫外线照射60min可杀死病毒。病毒对有机溶剂敏感，在4℃条件下乙醚作用24h可完全灭活病毒，75%乙醇溶液作用5min可使病毒失去活力，含氯消毒剂作用5min可以灭活病毒。

三、流行病学特点

（一）传染源

SARS患者是主要的传染源，潜伏期患者传染性低或者无传染性，康复患者无传染性。

（二）传播途径

1. 呼吸道传播

短距离的飞沫传播是 SARS 的主要传播途径；气溶胶传播是另一种呼吸道传播方式。

2. 消化道传播

通过消化道传播可能是另外一种传播途径。

3. 直接传播

通过直接接触患者的呼吸道分泌物、消化道排泄物或其他体液，或者间接接触被污染的物品，亦可导致感染。

4. 其他途径

患者粪便中的病毒污染建筑物的污水排放系统和排气系统，可能造成局部流行。

（三）易感人群

人群普遍易感。

四、临床特点

（一）临床表现

潜伏期 1 ～ 16 天，常见 3 ～ 5 天。典型患者分为三期。

1. 早　期

起病急，病初 1 ～ 7 天，以发热为首发症状，体温一般超过 38℃，偶有畏寒；可伴头痛、关节肌肉酸痛、乏力等症状；部分患者可有干咳、胸痛、腹泻等症状；常无上呼吸道卡他症状。发病 3 ～ 7 天后，出现下呼吸道症状，可有咳嗽，多为干咳、少痰，肺部体征不明显。

2. 进展期

病情 10 ～ 14 天达到高峰，发热、乏力等感染中毒症状加重，并出现频繁咳嗽、气促和呼吸困难，肺实变体征进一步加重，已发生呼吸道继发性感染。

3. 恢复期

病程进入 2 ～ 3 周后，发热渐退，其他症状和体征减轻乃至消失。体温正常后仍需 2 周左右，病变部位才能完全吸收，恢复正常。

（二）实验室检查

1. 血常规

病程初期到中期，白细胞计数正常或下降，淋巴细胞绝对值常减少，部分病例血小板数减少。

2. 生化检查

ALT、LDH 及其同工酶等的水平均有不同程度升高。

3. 血清学检查

血清中 SARS-CoV 抗体的灵敏度与特异度超过 90%。

（三）胸部影像学

绝大多数患者在起病早期即有胸部 X 线检查异常，多呈斑片状或网状改变。病初常呈单灶改变，短期内病灶迅速增多，常累及单肺多叶或双肺。部分患者进展迅速，呈大片状阴影。双肺周边区域累及较为常见。胸部 CT 检查可见局灶性实变，以磨玻璃样改变最多见。

五、诊断标准

（一）流行病学史

1. 与 SARS 患者有密切接触史，或属受传染的群体发病者之一或有明确传染他人的证据。

2. 发病前 2 周曾到过或居住在报告有 SARS 患者并出现继发感染疫情的区域。

（二）症状与体征

起病急，以发热为首发症状，体温一般超过 38℃，偶有畏寒；可伴有头痛、关节酸痛、肌肉酸痛、乏力、腹泻；常无上呼吸道卡他症状；可有咳嗽，多为干咳、少痰，偶有血丝痰；可有胸闷，严重者出现呼吸加速、气促或呼吸窘迫。

（三）实验室检查

外周血白细胞计数一般不升高或降低；常有淋巴细胞计数降低。

（四）胸部影像学

X 线检查显示肺部有不同程度的片状、斑片状浸润影或呈网状变化，进展迅速者呈大片片状阴影，多为双侧或多叶肺改变。

（五）血清学检查

血清特异性抗体可作为确定诊断的依据，但阴性不能排除本病诊断。

六、治　疗

治疗原则为早期发现、早期隔离、早期治疗。所有患者应集中隔离治疗，疑似病例和确诊病例分开收治。

（一）一般治疗

1. 卧床休息，避免劳累、用力。

2. 对于咳嗽剧烈者，给予镇咳；对于咳痰者，给予祛痰药。

3. 体温超过 38.5℃者，给予物理降温，酌情使用解热镇痛药物。

4. 加强营养支持，注意水、电解质和酸碱平衡。

5. 出现气促或 $PaO_2 < 70mmHg$ 或 $SpO_2 < 93\%$，给予持续鼻导管或面罩吸氧。

（二）应用糖皮质激素

有以下指征之一的，即可早期应用糖皮质激素进行治疗：①有严重中毒症状，高热 3 天不退；② 48 小时内肺部阴影进展超过 50%；③有急性肺损伤或出现 ARDS。

应用激素的目的是抑制异常的免疫病理反应，减轻全身炎症反应状态，减轻肺渗出、损伤，防止和减轻后期的肺纤维化。

（三）预防和治疗继发性细菌感染

根据临床情况选择适当的抗菌药物。

（四）早期应用抗病毒药物

目前无针对性的特异抗病毒药物，早期可试用洛匹那韦及利托那韦等。

（五）应用增强免疫功能的药物

重型患者可以试用增强免疫功能的药物，如胸腺肽、静脉用免疫球蛋白等。

（六）中医中药治疗

本病属中医学"瘟疫""热病"范畴，应采用卫气、营血和三焦辨证论治。

（七）对重症患者的处理

1. 加强动态监护。

2. 使用无创正压通气。其指征为：①呼吸频率＞ 30 次 /min；②在吸氧 5L/min 条件下，SpO_2 ＜ 93%。若患者不耐受或者氧饱和度改善不满意，则可改行有创正压机械通气治疗。

七、预　防

（一）管理传染源

1. 疫情报告，早发现、早隔离、早治疗。

2. 隔离治疗患者。确诊病例和疑似病例应在指定医院进行隔离观察和治疗。

3. 隔离观察密切接触者。

（二）切断传播途径

1. 社区综合性预防。加大科普宣传力度，流行季节避免去人多或人群相对密集的地方。

2. 保持良好的个人卫生习惯。注意戴口罩；若有咳嗽、咽痛等呼吸道症状，应及时就诊。

3. 严格隔离患者。

（三）保护易感人群

做好个人防护工作。

参考文献

［1］国家卫生健康委办公厅，国家中医药管理局办公室. 关于印发《新型冠状病毒肺炎诊疗方案（试行第七版）》的通知（国卫办医函［2020］145 号）.（2020-02-18）http://www.nhc.gov.cn/yzygj/s7653p/202003/46c9294a7dfe4cef80dc7f5912eb1989.shtml.

［2］李兰娟，任红 . 传染病学 .9 版 . 北京 : 人民卫生出版社 ,2018.

［3］中华人民共和国卫生部 , 国家中医药管理局 . 关于推荐《传染性非典型肺炎（SARS）诊疗方案（2004 版）》的通知 .（2005-02-25）http://www.nhc.gov.cn/wjw/zcjd/201304/819cec1a01664ae1860f7fabbe2dc66d.shtml.

［4］中华人民共和国国家卫生和计划生育委员会 . 中东呼吸综合征病例诊疗方案（2015 年版）. 中国病毒病杂志 ,2015,5(5):347-349.

（孙　鹏）

第二章

康复评定

第一节　常见功能障碍

　　传染性呼吸疾病一般经呼吸道飞沫和密切接触传播，具有传染性强、发病迅速、人群普遍易感等特点。肺是首当其冲受损伤的器官。无论轻症还是重症患者，呼吸功能都会有一定程度的损害，重症患者会出现胸闷、呼吸困难等呼吸衰竭表现。同时，心脏与肺紧密相连，呼吸功能障碍会进一步导致心功能障碍，表现为气短、水肿等。此外，病情较重患者的卧床时间会明显增加，其呼吸、循环、运动、内分泌、消化、神经、泌尿系统等容易产生一系列继发损害，如坠积性肺炎、血压下降、有氧运动能力降低、肌肉萎缩和无力、关节僵硬、营养不良、感觉和认知功能障碍、尿路结石……在以上众多功能障碍的影响下，患者还可能出现行为失调、日常生活能力下降。同时，面对突如其来的由此类疾病本身或相关社会、经济因素造成的打击，患者个体及其家庭成员可能产生急性应激反应，出现震惊、否定、抑郁、焦虑、愠怒、对抗等一系列情绪。若未及时加以疏导，这些心理问题持续存在或放大，可能会严重影响患者的有效诊治和康复。

　　综上所述，加强对自身疾病及功能状况的认识，建立积极、正确的信念与态度，能够主动形成有益于疾病康复的行为。因此，尽早发现上述功能障碍的存在，明确其严重程度，特别是心肺功能、运动功能、心理和营养状况，将为患者后期顺利开展相应的康复治疗创造有利条件，帮助患者早日康复、回归正常生活。故本章主要介绍这些功能障碍的相关评定方法。

第二节　心肺功能评定

一、呼吸功能评定

呼吸功能障碍一般是指肺通气和（或）肺换气功能障碍，以致动脉血氧分压下降，伴或不伴二氧化碳分压升高。呼吸功能评定可包括主观和客观两个方面。主观评定主要借助一些量表来实现。客观评定主要包括呼吸模式、静态肺功能、运动肺功能，同时还需注意呼吸肌肌容积、肌力、呼吸控制、胸壁的功能等，客观评定需要借助一些仪器设备来完成。此外，血氧饱和度、动脉血气分析、超声、电生理等也可为肺功能的精准评定提供更多的客观依据。

（一）主观呼吸功能评定

呼吸功能评定的相关量表为数不少，有主观呼吸功能障碍程度评定（见表 2-1），以及评估呼吸困难程度的改良版英国医学研究会（Modified Medical Research Council，mMRC）呼吸困难量表（见表 2-2）、主观疲劳程度（Ratings of Perceived Exertion，RPE）Borg 分级量表（见表 2-3）等。其中，mMRC 呼吸困难量表和 Borg 分级量表多用于运动肺功能的评定。

表 2-1　主观呼吸功能障碍程度评定

分级	表现
0 级	有不同程度肺气肿，但日常生活无影响，无气短
1 级	在较剧烈劳动或运动时出现气短
2 级	速度较快或登楼、上坡时出现气短
3 级	慢走即有气短
4 级	讲话或穿衣等轻微动作时气短
5 级	安静时气短，无法平卧

表 2-2　改良版英国医学研究会（mMRC）呼吸困难量表

分级	程度
0 级	除剧烈运动外，一般不感到呼吸困难
1 级	平地急行或上坡时气短
2 级	因气短，平地行走时慢于同龄人，或以自己的步速平地行走时必须停下来喘气
3 级	平地行走 100m 或数分钟即有气短
4 级	因气短不能离开房间

表 2-3　主观疲劳程度 Borg 分级量表（10 分级）

评分	疲劳程度
0 分	一点也不觉得呼吸困难或疲劳
0.5 分	非常非常轻微的呼吸困难或疲劳，几乎察觉不到
1 分	非常非常轻微的呼吸困难或疲劳
2 分	轻度的呼吸困难或疲劳
3 分	中度的呼吸困难或疲劳
4 分	略严重的呼吸困难或疲劳
5～6 分	严重的呼吸困难或疲劳
7～8 分	非常严重的呼吸困难或疲劳
9 分	非常非常严重的呼吸困难或疲劳，接近极限
10 分	极度的呼吸困难或疲劳

（二）呼吸模式

呼吸运动模式与躯干部肌肉活动及启动顺序紧密相关。正常情况下，呼吸运动自腹部运动开始。平静吸气时，膈肌先收缩，随之膈下降，在垂直方向上扩大胸腔，当膈肌进一步下降受到腹腔内容物阻挡时，膈的肋部纤维收缩，使得下位肋骨向外上方移动。吸气时，腹部向外鼓出，胸廓下部在水平方向增宽；呼气时，腹部下陷。胸式呼吸以肋骨和胸骨活动为主，吸气时胸廓前后径、左右径增大，腹部保持平坦，女性多以这种呼吸模式为主。

检查方法：患者取坐位或平卧位，检查者一手置于患者上腹部，另一手置于患者胸部，观察患者多次正常呼吸时手的移动方向。评估呼吸运动起始部位及呼吸时胸廓的运动方向。

结果评价：当出现以下一些情况时，提示呼吸模式存在异常：如胸部运动占支配地位；呼吸时伴有上胸部的上提运动；吸气时出现胸骨垂直提升；下位肋骨无侧方偏移；吸气时腹壁向内移动，吐气时腹壁向外移动；腹部和胸部轻微或无活动的浅呼吸；腹部或胸廓不对称运动；快速或不均匀的呼吸；频繁叹息或打哈欠等。

（三）静态肺功能

静态肺功能主要包括肺容积、通气功能和换气功能三个方面。其评估一般通过肺功能仪进行，病情相对稳定患者均可进行。

1.肺容积

（1）潮气容积（tidal volume，TV）：指平静呼吸时一次吸入或呼出的气量。正常约为10mL/kg，主要受吸气肌（膈肌和肋间外肌）功能和运动的影响，其中膈肌的作用尤为重要。

（2）补吸气容积（inspiratory reserve volume，IRV）：指平静吸气后继续吸气所能吸入的最大气量。正常男性为2100mL，女性为1500mL。IRV同时受吸气肌和辅助呼吸肌（如胸锁乳突肌）功能的影响。

（3）补呼气容积（expiratory reserve volume，ERV）：指平静呼气后继续呼气所能呼出的最大气量。呼气肌（肋间内肌、腹肌）的功能和体位均会影响ERV的大小。

（4）残气容积（residual volume，RV）：指深呼气后肺内残存的气量。一般以RV/TLC×100%作为评价指标。

（5）深吸气量（inspiratory capacity，IC）：指平静呼气末，尽力吸气所能吸入的最大气量（IC = TV + IRV），主要由吸气肌力决定。胸廓和肺活动度、气道通畅度等都会影响IC。

（6）肺活量（vital capacity，VC）：指最大吸气后呼气所能呼出的最大气量（VC = IC + ERV），是限制性通气功能障碍的主要指标。因个体差异较大，故一般以实测值/预计值进行评估，低于80%为肺活量降低。

（7）功能残气量（functional residual capacity，FRC）：指平静呼气后肺内所残存的气量（FRC = ERV + RV），主要反映肺和胸廓的弹性回缩力。

（8）肺总量（total lung capacity，TLC）：指深吸气后肺内所含的总气量（TLC = VC + RV），是反映限制性通气功能障碍的指标之一。TLC降低提示存在限制性因素。

2. 通气功能

（1）每分钟静息通气量（minute ventilation，MV/VE）：指静息时每分钟吸入或呼出的气量。MV > 10L/min，提示过度通气；MV < 3L/min，提示通气不足。

（2）最大自主通气量（maximal voluntary ventilation，MVV）：指 1 分钟内以最快速度、最大幅度呼吸所得到的最大通气量。

（3）用力肺活量（forced vital capacity，FVC）：指深吸气后以最大力量、最快速度所能呼出的气量。

（4）第 1 秒用力呼气量（forced expiratory volume in 1 second，FEV_1）：指第 1 秒用力呼气的容积。常将 FEV_1/FVC%（一秒率）作为判断是否存在气流受限的敏感指标。FEV_1/FVC% < 70%，提示存在阻塞性通气功能障碍，可与限制性通气障碍相鉴别。

（5）最大呼气流量（peak expiratory flow，PEF）：指用力呼气时最大的气体流量，可反映呼吸肌力量和气道有无阻塞。

（6）最大呼气中段流量（maximum mid-expiratory flow，MMEF）：指在 FVC 检查过程中，用力呼出 25%～75% 部分气体的平均流量。MMEF 主要反映 FVC 的非用力依赖部分，用于评价早期小气道阻塞。

3. 换气功能评估

常用指标有 CO 弥散量（diffusing capacity，DLCO）和弥散系数（DLCO/VA），以及两者与预计值的比值，比值的正常值＞ 80%。

（四）运动肺功能

患者在运动状态下的肺功能以及心肺功能的储备可通过心肺运动试验（cardiopulmonary exercise testing，CPET）来反映。病情不稳定或不能配合完成检查者，不建议进行此项评估。

常用试验方法有活动平板试验（装备如图 2-1 所示）、踏车试验、手摇车试验。针对患者的运动量，多选择症状限制运动试验或低水平运动试验。在运动负荷方面，有递增功率运动和稳态功率运动两种。同时，需配备心电图监测仪、血压记录仪和气体代谢测定系统。

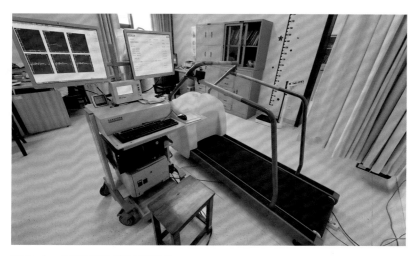

图 2-1　心肺运动平板试验设备

结果评价指标如下。

1. 综合反映心肺功能的评价指标

相关指标主要有最大耗氧量（VO_{2max}）、无氧代谢阈值（anaerobic threshold，AT）、代谢当量（metabolic equivalent of energy，MET）、最大呼吸交换率等。其中，VO_{2max} 是评估有氧能力的最常用和最有效的指标，是评估心肺功能的金标准。AT 是反映运动时心肺功能的良好标志，一般以 VO_{2max} 预计值的百分数表示，通常为 VO_{2max} 预计值的 50% ～ 60%。

2. 肺通气评价指标

肺通气评价指标主要包括潮气量（TV）、最大分钟通气量（maximal minute ventilation，VE_{max}）、呼吸频率（respiratory frequency，RF）、通气储备（ventilation reserve，VR）等。VR 一般以最大自主通气量（MVV）与 VE_{max} 之间的差值或 VE_{max} 与 MVV 的比值来表示。

3. 肺换气评价指标

肺换气评价指标有肺泡与动脉氧分压差 $[P(A-a)O_2]$、无效腔与潮气量比率、潮气末氧分压及二氧化碳分压等。$P(A-a)O_2$ 会随年龄的增长而变化。静息状态下，年龄为 20 ～ 39 岁，$P(A-a)O_2 < 10mmHg$；年龄为 40 ～ 69 岁，$P(A-a)O_2$ 为 6 ～ 20mmHg。$P(A-a)O_2$ 也随着运动量的增加而增加，但若 $P(A-a)O_2$ 超过 35mmHg，则提示肺换气异常。

（五）其 他

除以上所提及的，呼吸肌功能的评估指标和方法还有很多，包括呼吸肌神经电生理、影像、结构、灌注、代谢等众多方面。其中，超声检查最为简便易行，这使得床旁膈肌评估得以实现。膈肌作为最重要的吸气肌，多种原因均可导致膈肌功能障碍，进而影响呼吸功能。超声检查可测量平静时呼气末膈肌厚度、膈肌厚度分数、膈肌移动度和膈肌收缩速度等指标。

二、心功能评定

心、肺功能密不可分，受传染性肺部疾病造成的肺功能受损的影响，心功能在一定程度上也会受损。同时，部分肺部病症较重的患者，卧床时间增加，也会造成心功能降低，有氧运动能力下降。因此，心功能的评定对于了解患者病情、制定康复方案和估测预后有重要意义。评定方法主要有简易心功能分级、运动试验心功能分级、脑钠肽检测，以及心脏超声、CT、磁共振等。本部分将主要介绍前两种心功能评估方法。

（一）简易心功能分级

1. 纽约心脏病协会心功能分级

纽约心脏病协会（New York Heart Association，NYHA）心功能分级方法最为常用，分为四级，具体如下。

（1）Ⅰ级：患者有心脏病，但体力活动不受限制。一般体力活动不引起过度疲劳、心悸、气喘或心绞痛。

（2）Ⅱ级：患者有心脏病，以致体力活动轻度受限制。休息时无症状；一般体力活动可造成过度疲劳、心悸、气喘或心绞痛。

（3）Ⅲ级：患者有心脏病，以致体力活动明显受限制。休息时无症状；但小于一般体力活动即可造成过度疲劳、心悸、气喘或心绞痛。

（4）Ⅳ级：患者有心脏病，休息时也有心功能不全或心绞痛症状，进行任何体力活动时不适感增加。

2. Killip 心功能分级

Killip 心功能分级方法主要适用于急性心肌梗死引起的心力衰竭分级。

（1）Ⅰ级：无心力衰竭，没有心功能不全的临床表现。

（2）Ⅱ级：有心力衰竭，肺部啰音范围＜50% 肺野，出现第三心音，静脉压升高。

（3）Ⅲ级：严重心力衰竭，肺部啰音范围＞50% 肺野。

（4）Ⅳ级：心源性休克，有低血压、外周血管收缩的表现，如少尿、发绀和出汗。

（二）运动试验心功能分级

心肺运动试验所获得的最大耗氧量（VO_{2max}）以及无氧代谢阈值（AT）是评价心功能的客观指标，有助于判定患者的病情和预后。据 VO_{2max} 和 AT，Weber 心功能分级根可分为 4 级（见表 2-4）。

表 2-4　Weber 心功能分级

分级	指标范围
A 级	无或轻度心功能损害，VO_{2max}＞20mL/（kg·min），AT＞14mL/（kg·min）
B 级	轻度至中度心功能损害，VO_{2max} 为 16～20mL/（kg·min），AT 为 11～14mL/（kg·min）
C 级	中度及重度心功能损害，VO_{2max} 为 10～15mL/（kg·min），AT 为 8～10mL/（kg·min）
D 级	重度心功能损害，VO_{2max}＜10mL/（kg·min），AT＜8mL/（kg·min）

此外，6 分钟步行试验（6 minute walking test，6MWT）是一种相对简易的评价运动耐量的方法。一般在室内，选取一条长、平坦、直且表面坚硬的走廊进行，长度为 30m（见图 2-2），观察患者在 6 分钟内步行的最大距离，以及心率、呼吸频率、血压、血氧饱和度和主观疲劳程度 Borg 分级等。目前，尚无关于 6MWT 结果正常值的统一标准，较常见的设定标准为：步行距离＜150m，为重度心衰；步行距离在150～450m，为中度心衰；步行距离＞450m 为轻度心衰；步行距离＜300～350m，一般提示预后不良。此外，6MWT 结果在治疗前后的变化绝对值对患者心肺功能评估也有着重要的意义。

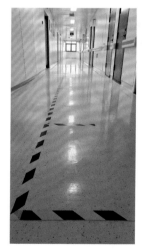

图 2-2　6 分钟步行试验场地

第三节 运动功能评估

对传染性肺部疾病患者的心肺运动功能评估尤为重要，其对于病情严重程度判断、预后评估和运动处方制定等具有十分重要的意义。关于心肺运动试验的相关评估指标详见本章第二节。

此外，对部分病情较重、日常活动量明显减少的患者，需要特别注意对肌肉容积、肌力、肌张力和关节活动度的评估。长期卧床会导致失用性肌萎缩，肌肉重量在制动早期下降最为明显；完全卧床休息时，每周肌力下降10% ~ 15%。

肌力的评估可包括徒手肌力测试（manual muscle test，MMT）、等长肌力测试、等张肌力测试、等速肌力测试。其中，MMT简便易行，在临床中应用最为广泛，通常采用6级分级法（见表2-5）。

表2-5　MMT肌力分级标准

级别	名称	评定标准	相当于正常肌力的百分比（%）
0	零（Zero，O）	无可测知的肌肉收缩	0
1	微缩（Trace，T）	有微弱肌肉收缩，但没有关节活动	10
2	差（Poor，P）	在去重力条件下，能完成关节全范围运动	25
3	尚可（Fair，F）	能抗重力完成关节全范围运动，不能抗阻力	50
4	良好（Good，G）	能抗重力及轻度阻力完成关节全范围运动	75
5	正常（Normal，N）	能抗重力及最大阻力完成关节全范围运动	100

肌张力包括静止性肌张力、运动性肌张力和姿势性肌张力三种类型。①静止性肌张力评估：患者摆好体位，充分暴露待检查肌肉，嘱患者放松，检查者用手触摸待检肌肉硬度，根据硬度分为松软、正常硬度、硬度增高。②运动性肌张力评估：嘱患者放松，检查者以不同速度对患者的关节做被动运动，根据阻力出现的大小、范围进行分级，目前最常用的是改良Ashworth痉挛分级法（见表2-6）。③姿势性肌张力评估：记录患者变换各种姿势和体位时的抵抗状

态。借助仪器进行肌张力测定，临床并不常用。

根据关节运动的动力来源，关节活动度（range of motion，ROM）可分为主动关节活动度（active range of motion，AROM）和被动关节活动度（passive range of motion，PROM）。肌肉痉挛、短缩、制动均会影响关节活动度。临床上一般采取通用量角器检查法，根据待检查的关节不同，取相应的姿势体位，同时测定 AROM 和 PROM。

表 2-6　改良 Ashworth 痉挛评估量表

等级	评定标准
0 级	无肌张力增加，被动活动患侧肢体在整个运动范围内均无阻力
1 级	肌张力稍增加，被动活动患侧肢体到终末端时有轻微的阻力
1+ 级	肌张力稍增加，被动活动患侧肢体在 1/2 的 ROM 时有轻微的"卡住"感觉，在后 1/2 的 ROM 中有轻微的阻力
2 级	肌张力轻度增加，被动活动患侧肢体在大部分 ROM 内均有阻力，但仍可以活动
3 级	肌张力中度增加，被动活动患侧肢体在整个 ROM 内有阻力，活动比较困难
4 级	肌张力高度增加，患侧肢体僵硬，阻力很大，被动活动十分困难

第四节　心理评估

在得知不幸感染了 COVID-19、SARS 等传染性呼吸疾病时，我们可能出现心烦意乱、夜不能寐等情况，怀疑自己的疾病根本就治不好。对于这种情况，我们就不得不考虑自己的心理是否处于正常状态。焦虑、抑郁等负性心理不仅会引起精神症状，而且会导致躯体症状的出现。在生活中，这些负性心理可伴随躯体症状出现，也可能是躯体疾病的直接后果。患者如果长期处在这些负面精神情绪中，又可诱发或加重原发躯体疾病的症状。焦虑和抑郁是心理疾病的两种类型，两者可以单独出现在患者身上，也可以合并出现。在临床心理疾病的诊疗中，最常见的是两者合并出现，可严重影响我们的日常生活。传染性呼吸疾病由于其特殊性及治疗方案的不确定性，大多患者需隔离观察或治疗，这大大增加了其合并焦虑抑郁障碍的概率。面对这种情况，我们首先要认识到传染性呼吸疾病是一种可以预防、可以治疗的疾病，只要坚持规范且规律的药物治疗、康复训练，就有助于阻止疾病发展并治愈，就能提高生活质量。我们要调整心态，不焦不躁，树立坚定的信心，积极主动参与到规范的治疗中来，积极与医务人员沟通，同时要懂得对自己的心理状况进行评估。针对焦虑、抑郁等心理问题，我们可以通过自评量表，如抑郁自评量表（Self-rating Depression Scale，SDS）和焦虑自评量表（Self-rating Anxiety Scale，SAS）（见表 2-7 和表 2-8），对自我状态进行快速评估，也可选择更为简单的广泛性焦虑障碍量表（the Generalized Anxiety Disorder 7-item，GAD-7）和抑郁症筛查量表（Patient Health Questionnaire，PHQ）进行评估（见表 2-9 和表 2-10）。若焦虑、抑郁症状较轻，则鼓励自我管理以消除不必要的担心，并积极治疗；同时规律作息，通过良好的行为养成来调整睡眠习惯；也可通过放松训练，如冥想、看书、催眠、音乐疗法等方式舒缓不良情绪；多与亲友、医护人员沟通、倾诉感受，获得心理支持与鼓励。若焦虑、抑郁症状相对较重，应及时向专业精神卫生科医生寻求帮助。

表 2-7　抑郁自评量表（SDS）

下面有 20 条文字，请仔细阅读每一条，把意思弄明白，然后根据您最近一周的实际情况在相应的方格里画"√"。每一条后有四个格，分别为：A. 没有或很少时间；B. 小部分时间；C. 相当多时间；D. 绝大部分或全部时间。

评测项目	A. 没有或很少时间	B. 小部分时间	C. 相当多时间	D. 绝大部分或全部时间
1. 我觉得闷闷不乐，情绪低沉	1	2	3	4
2. 我觉得一天之中早晨最好 ★	4	3	2	1
3. 我一阵阵哭出来或觉得想哭	1	2	3	4
4. 我晚上睡眠不好	1	2	3	4
5. 我吃得跟平常一样多 ★	4	3	2	1
6. 我与异性密切接触时和以往一样感到愉快 ★	4	3	2	1
7. 我发觉我的体重在下降	1	2	3	4
8. 我有便秘的苦恼	1	2	3	4
9. 我心跳比平常快	1	2	3	4
10. 我无缘无故感到疲乏	1	2	3	4
11. 我的头脑跟平常一样清楚 ★	4	3	2	1

续表

评测项目	A. 没有或很少时间	B. 小部分时间	C. 相当多时间	D. 绝大部分或全部时间
12. 我觉得经常做的事情并没有困难 ★	4	3	2	1
13. 我觉得不安而平静不下来	1	2	3	4
14. 我对未来抱有希望 ★	4	3	2	1
15. 我比平常容易生气激动	1	2	3	4
16. 我觉得做出决定是容易的 ★	4	3	2	1
17. 我觉得自己是个有用的人，有人需要我 ★	4	3	2	1
18. 我的生活过得很有意思 ★	4	3	2	1
19. 我认为如果我死了别人会生活得好些	1	2	3	4
20. 我对常感兴趣的事仍然感兴趣 ★	4	3	2	1
计分：正向计分题 A、B、C、D 按 1、2、3、4 计分；反向计分题则按 4、3、2、1 计分。反向计分题号（标有 ★ 者）：2、5、6、11、12、14、16、17、18、20。总分乘以 1.25，取整即得标准分，分值越小越好，分界值为 53 分，分数越高，抑郁倾向越明显				

表 2-8 焦虑自评量表 (SAS)

下面有 20 条文字，请仔细阅读每一条，把意思弄明白，然后根据您最近一周的实际情况在相应的方格里画 "√"，每一条文字后有四个格，分别表示：A. 没有或很少时间；B. 小部分时间；C. 相当多时间；D. 绝大部分或全部时间。

评测项目	A. 没有或很少时间	B. 小部分时间	C. 相当多时间	D. 绝大部分或全部时间
1. 我觉得比平常容易紧张	1	2	3	4
2. 我无缘无故感到害怕	1	2	3	4
3. 我心里容易烦乱	1	2	3	4
4. 我觉得我可能快发疯	1	2	3	4
5. 我觉得一切都好 ★	4	3	2	1
6. 我手脚发抖	1	2	3	4
7. 我因为头疼而苦恼	1	2	3	4
8. 我觉得容易累	1	2	3	4
9. 我觉得心平气和 ★	4	3	2	1
10. 我觉得心跳很快	1	2	3	4
11. 我因为头疼而苦恼	1	2	3	4

续表

评测项目	A. 没有或很少时间	B. 小部分时间	C. 相当多时间	D. 绝大部分或全部时间
12. 我有晕倒发作	1	2	3	4
13. 我呼气、吸气很容易 ★	4	3	2	1
14. 我的手脚麻木刺痛	1	2	3	4
15. 我因为胃疼而烦恼	1	2	3	4
16. 我常常要小便	1	2	3	4
17. 我的手脚经常干燥温热 ★	4	3	2	1
18. 我脸红发热	1	2	3	4
19. 我容易入睡并且一夜睡得很好 ★	4	3	2	1
20. 我做噩梦	1	2	3	4
计分：正向计分题 A、B、C、D 按 1、2、3、4 计分；反向计分题则按 4、3、2、1 计分。反向计分题号（标有 ★ 者）：5、9、13、17、19。总分乘以 1.25，取整即得标准分，分值越小越好，分界值为 50 分，分数越高，焦虑倾向越明显				

表 2-9　广泛性焦虑障碍量表（GAD-7）

请您根据过去两周的状况，回答是否存在下列状况及频率，请看清楚问题后在符合您的选项的方格里画"√"。

评测项目	完全不会	好几天	超过一周	几乎每天
1. 感觉紧张，焦虑或急切	0	1	2	3
2. 不能够停止或控制担忧	0	1	2	3
3. 对各种各样的事情担忧过多	0	1	2	3
4. 很难放松下来	0	1	2	3
5. 由于不安而无法静坐	0	1	2	3
6. 变得容易烦恼或急躁	0	1	2	3
7. 感觉似乎将有可怕的事情发生而害怕	0	1	2	3
0～4 分，无焦虑；5～9 分，轻度焦虑；10～14 分，中度焦虑；15 分以上，重度焦虑				

表2-10 抑郁症筛查量表（PHQ-9）

根据过去两周的状况，请您回答是否存在下列描述的状况及频率，请看清楚问题后在符合您的选项的方格里画"√"。

评测项目	完全不会	好几天	超过一周	几乎每天
1. 做事时提不起劲或没有兴趣	0	1	2	3
2. 感到心情低落、沮丧或绝望	0	1	2	3
3. 入睡困难、睡不安或睡眠过多	0	1	2	3
4. 感觉疲倦或没有活力	0	1	2	3
5. 食欲不振或吃太多	0	1	2	3
6. 觉得自己很糟或觉得自己很失败，或让自己、家人失望	0	1	2	3
7. 对专注于做某件事情有困难，例如阅读报纸或看电视时	0	1	2	3
8. 行动或说话速度变得缓慢（或变得烦躁、坐立不安、动来动去等），已被周围人所察觉	0	1	2	3
9. 有不如死掉或用某种方式伤害自己的念头	0	1	2	3
0～4分，无抑郁；5～9分，有抑郁症状；10～14分，明显抑郁症状；15分以上，重度抑郁				

第五节 营养评估

目前，患者和医师更多地关注病情本身，而未足够重视合并发生的营养不良状态及其危害。虽然目前尚无强有力的研究支持营养干预有益于延缓传染性呼吸疾病病情进展和改善预后，但已有诸多临床研究指出，专业营养干预、改善患者的营养状态，对改善患者的肺功能改善和缓解病情或延缓病情进展具有一定的积极作用，营养支持有助于增强患者的免疫能力，从而有利于防止和控制感染，减少并发症，改善预后。该观点现已得到较为广泛的公认。由此可见，对自身和营养状态的认识具有重要的意义。那么如何对自身进行系统、全面、有效、合理的评价，并分析自身营养状况呢？我们可以通过营养风险筛查表（NRS 2002）进行评估，老年人可以通过MNI评估表进行评估（见表2-11和表2-12）。

表 2-11 营养风险筛查表（NRS 2002）

姓名		住院号	
性别		病区	
年龄		床号	
身高（cm）		体重（kg）	
体重指数（BMI）		蛋白质（g/L）	
临床诊断			

疾病状态	分数	若"是"请打"√"
◎骨盆骨折或者慢性病患者合并有以下疾病：肝硬化、慢性阻塞性肺病、长期血液透析、糖尿病、肿瘤	1	
◎腹部重大手术、脑卒中、重症肺炎、血液系统肿瘤	2	
◎颅脑损伤、骨髓抑制、加护病患（APACHE > 10 分）	3	
合计		

营养状况指标（单选）	分数	若"是"请打"√"
◎正常营养状态	0	
◎3 个月内，体重减轻 > 5% 或最近 1 个星期，进食量（与需要量相比）减少 20% ~ 50%	1	
◎2 个月内，体重减轻 > 5% 或 BMI 18.5 ~ 20.5；或最近 1 个星期，进食量（与需要量相比）减少 50% ~ 75%	2	
◎1 个月内，体重减轻 > 5%（或 3 个月内减轻 > 15%）；或 BMI < 18.5（或人血白蛋白 < 35g/L）；或最近 1 个星期，进食量（与需要量相比）减少 70% ~ 100%	3	
合计		
年龄 ≥ 70 岁加 1 分	1	0
营养风险筛查总分		

处理
□总分 ≥ 3.0：患者有营养不良的风险，需营养支持治疗
□总分 < 3.0：若患者将接受重大手术，则需每周重新评估其营养状况

表2-12 MNI评估表（适合老年人）

	筛查内容	分值
A	既往3个月内，是否因食欲下降、咀嚼或吞咽等消化问题导致食物摄入减少？ 0分：严重的食量减少；1分：中等程度食量减少；2分：食量没有减少	
B	最近3个月内，体重是否减轻？ 0分：体重减轻超过3kg；1分：不清楚；2分：体重减轻1～3kg；3分：无体重下降	
C	活动情况如何？ 0分：卧床或长期坐着；1分：能离床或椅子，但不能外出；2分：能独立外出	
D	在过去3个月内，是否受过心理创伤或罹患急性疾病？ 0分：是；2分：否	
E	是否有神经心理问题？ 0分：严重痴呆或抑郁；1分：轻度痴呆；2分：无心理问题	
F1	BMI（kg/m^2）是多少？ 0分：<19；1分：19～21；2分：21～23；3分：≥23	
F2	小腿围（CC）是多少（cm）： 0分：<31；3分：≥31	
合计	筛查分值	

结果说明：12～14分，营养正常；8～11分，有营养不良的风险；0～7分，营养不良

第六节 日常生活活动能力评定

日常生活活动能力是评价个体健康状况的一个重要指标，该指标已经被世界卫生组织（World Health Organization，WHO）推荐使用。日常生活活动能力是指人们为了独立生活、维持生存所需要每日重复进行的、最基本的、具有共同性的活动，即衣、食、住、行、个人卫生等基本动作和技巧。日常生活活动能力是个体最基本的日常生活能力，一旦此能力丧失，日常生活就需要他人来帮助，这将会加重个人、家庭、社会的负担。日常生活能力（activity of daily living，ADL）是每天的日常行为，包括吃饭、穿衣、起床、在椅子上坐下或站起、洗澡及如厕等。我们基本可将日常生活能力分为以下两大类。①基本或躯体日常生活活动（basic or physical ADL，BADL or PADL）：指生活中与穿衣、进食、保持个人卫生等自理活动和坐、站、行走等身体活动有关的基本活动。②工具性日常生活活动（instrumental ADL，IADL）：指人们在社区中独立生活所需的关键性的、较高级的技能，如家务杂事、炊事、采购、骑车或驾车、处理个人事务等，大多需借助工具进行。目前用于评定 ADL 的量表有很多种，用于评定 BADL 的量表如 Barthel 指数，用于评定 IADL 的量表如 Lawton 工具性日常生活活动能力量表、Frenchay 活动指数等。Barthel 指数量表包括进食、穿衣、如厕、个人卫生、洗澡、转移、行走、上下楼梯及大、小便控制等 10 项内容（见表 2-13）。

表 2-13　Barthel 指数量表

项　目	评分	标　准	评定结果
大　便	0 5 10	失禁或昏迷 偶有失禁（每周＜1 次） 控制	
小　便	0 5 10	失禁或昏迷或需由他人导尿 偶有失禁（每24 小时＜1 次） 控制	
修　饰	0 5	需要帮助 自理（洗脸、梳头、刷牙、剃须）	
用　厕	0 5 10	依赖他人 需部分帮助 自理（去和离开厕所、使用厕纸、穿脱裤子）	
进　食	0 5 10	较大或完全依赖 需部分帮助（切面包、抹黄油、夹菜、盛饭） 全面自理（能进食各种食物，但不包括取饭、做饭）	
转　移	0 5 10 15	完全依赖他人，无坐位平衡 需大量帮助（1～2 人，身体帮助），能坐 需少量帮助（言语或身体帮助） 自理	
活　动	0 5 10 15	不能步行 在轮椅上能独立行动 需1 人帮助步行（言语或身体帮助） 独立步行（可用辅助器，在家及附近）	
穿　衣	0 5 10	依赖他人 需一半帮助 自理（自己解开或扣纽扣，关、开拉链和穿鞋）	

续表

项 目	评分	标准	评定结果
上下楼梯	0 5 10	不能 需帮助（言语、身体、手杖帮助） 独立上下楼梯	
洗 澡	0 5	依赖 自理（无指导能进出浴池并自理洗澡）	
总得分			

包括 10 个条目，各项分别赋值 0、5、10、15 分，满分 100 分。0～20 分，为极严重功能缺陷；25～45 分，为严重功能缺陷；50～70 分，为中度功能缺陷，75～95 分，为轻度功能缺陷；100 分，为完全自理

参考文献

［1］陈灏珠，林果为，王吉耀．实用内科学[M]．14 版．北京：人民卫生出版社，2015．

［2］戴元荣．肺功能检查在气道疾病中的临床应用．北京：人民卫生出版社，2013．

［3］黄岳，崔利华，刘丽旭，等．脑卒中患者的呼吸功能障碍及其康复．中国康复理论与实践，2015(9)：1055-1057．

［4］冷秀玉，曾武涛，陈国伟，等．6 分钟步行实验与慢性心力衰竭．中国心血管杂志，2003，8(6)：411-413．

［5］励建安，黄晓琳．康复医学．北京：人民卫生出版社，2018．

［6］刘欣欣，王浩彦，张曼林，等．改良版英国医学研究会呼吸困难量表评分及肺功能测定对慢性阻塞性肺疾病患者运动能力的预测价值研究．临床内科杂志，2016，33(6)：404-406．

［7］Neumann D A. 骨骼肌肉功能解剖学．刘颖，师玉涛，闫琪，译．第 2 版．北京：人民军医出版社，2014．

［8］Noble B J, Borg G A, Jacobs I, et al. A category-ratio perceived exertion scale: Relationship to blood and muscle lactates and heart rate. Med Sci Sports Exerc, 1983, 15(6): 523-528.

［9］Przybylowski T, Tomalak W, Siergiejko Z, et al. Polish Respiratory Society guidelines for the methodology and interpretation of the 6 minute walk test (6MWT). Pneumonol Alergol Pol, 2015, 83(4): 283-297.

（程瑞动　张　利）

第三章

呼吸功能康复

第一节 概 述

传染性呼吸疾病可造成肺脏的严重损伤，引发患者不同程度的呼吸功能障碍。其中，COVID-19 重症患者多在发病 1 周后出现呼吸困难和（或）低氧血症，生命受到威胁。另外，由于长期卧床、机械通气和药物治疗，患者发生获得性肌萎缩、膈肌疲劳、呼吸肌无力等的风险亦会增加，导致呼吸功能障碍进一步加重。如何减轻患者呼吸系统症状、改善呼吸功能、促进康复，是疫情防控需要考虑的重要问题。呼吸康复是有效改善肺功能、提高重症患者生活质量、促进康复进程的重要手段。呼吸治疗师在此次疫情中发挥了非常重要的作用。呼吸治疗师是指使用呼吸机、肺功能仪、多导睡眠图仪、雾化装置等呼吸治疗设备，从事心肺和相关脏器功能的评估、诊治与康复以及健康教育、咨询指导等工作的人员。呼吸康复的内容涵盖评估、计划和处方制定、健康教育、自我管理等，其关键技术包括体位管理、呼吸肌训练、呼吸再训练、气道廓清、胸廓放松训练、活动与运动训练等。

一、前 提

因为传染性呼吸疾病一般具有传播途径多、传播速度快、人群普遍易感的特点，所以开展呼吸康复首先要注意感染控制问题，确保医务人员不被感染。国家卫生健康委员会于 2020 年 1 月 23 日印发了《医疗机构内新型冠状病毒感染预防与控制技术指南（第一版）》，根据该指南要求，所有要接触患者进行呼吸康复评估及治疗的人员必须经过当地医院感控培训考核合格后方可上岗。

二、目　的

对于住院患者，呼吸康复的目的是改善呼吸困难症状，缓解焦虑、抑郁情绪，减少并发症的发生，预防及改善功能障碍，降低致残率，最大限度地保留功能和提高生活质量。

三、时　机

对于重症患者，在病情未稳定或者进行性加重期间，不建议过早介入呼吸康复。呼吸康复介入的时机，均应排除呼吸康复禁忌证，并以不加重临床感染防护负担为基本指导方针。后期针对出院患者的不同临床残留问题，可采取分阶段的呼吸康复措施。

四、方　式

对于隔离空间的患者，建议通过教育视频、小册子或者远程会诊为主的方式进行呼吸康复指导，以节省防护用品资源，并可避免交叉感染。达到治愈标准并解除隔离观察的患者，可以根据适应证和自身条件开展多种形式的综合康复治疗。

五、个性化

无论以何种方式进行呼吸康复介入，都应遵循个性化原则，尤其对于重症、高龄、肥胖、存在多种基础疾病及合并单一或多器官并发症的患者，呼吸康复团队应该根据每位患者的特殊问题为其量身定制个性化的呼吸康复计划。

六、评　估

必须以评估为基础，以任务为导向，制定呼吸康复处方，选择适宜技术。

第二节　轻症患者的呼吸康复

轻症患者因为临床症状轻，配合程度相对较高。在常规治疗的基础上，面对患者可能存在的肺容量降低、气道廓清障碍、运动能力降低以及心理健康等方面的问题，首先须排除病情有进一步恶化的可能性，在经过全面的康复评估后，有针对性地对患者开展呼吸康复。

一、体位管理

若患者活动能力受限明显，则可先在床上进行日常生活活动，鼓励其多采取床头抬高 45°～60° 的倚靠坐位（见图 3-1），同时注意每 2 小时变换一次体位，预防骶尾部压疮的发生。若患者痰液量过多，性状黏稠不易咳出，则可通过在床上变换体位，使痰多的肺叶段处于相对较高的位置，利用重力作用将痰液排除，必要时辅以氧疗或雾化吸入。随着患者活动能力逐渐改善，应尽早离床进行坐立位训练，身体尽量保持稍前倾，这样既可以改善肺通气功能，又能促进气道分泌物的清除。

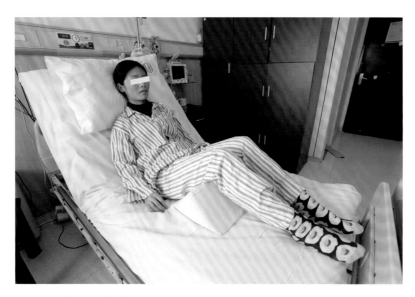

图 3-1　体力活动受限患者取倚靠坐位（床头抬高 45°～60°）

二、气道管理

若患者存在气道廓清障碍、支气管痉挛、不能耐受体位引流等问题，则推荐每日通过 1～2 次的自主引流来逐步排除痰液。具体步骤是先根据患者不同的体力状况选择相对较放松的体位，如床头抬高 30°～45° 的半卧位或坐位等，分 3 个阶段进行由浅到深的吸气，屏气 3s 后，在不同的肺容积下完成平静呼气动作，将外周小气道的痰液逐步转移至大气道后，通过轻微的咳嗽或哈气动作排除痰液，咳痰时用纸巾或密闭的塑料袋等遮挡。

视频 3-1

三、呼吸控制训练

若患者出现呼吸困难、乏力等症状，建议通过在放松体位下的呼吸控制训练来适当缓解。早期推荐采取床头抬高 45°～60° 的倚靠坐位，双上肢可通过垫子或床旁桌子等进行支撑，固定肩带和上胸部来放松肩、颈部的辅助吸气肌群，随后进行经鼻缓慢吸气、经口缓慢呼气的下胸部扩张呼吸训练（见图 3-2）。当无支撑物时，可鼓励双上肢做过肩水平的运动，避免长时间垂放于体侧，使得胸廓的活动受到抑制。随着症状的逐步缓解，可下床在较放松的坐立位下进行上述胸廓扩张训练。

视频 3-2

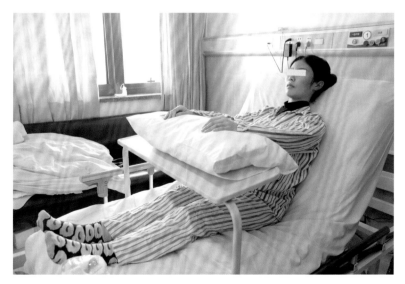

图 3-2　呼吸控制训练的体位（床头抬高 45°～60°，双手支撑相）

四、活动及运动

为避免患者出现下肢深静脉血栓、全身肌群萎缩等并发症，应尽早通过远程宣传教育的方式鼓励和指导患者适度活动关节、肌肉和躯干等，同时辅以缓慢的呼吸运动，切勿屏气或过度通气。对于无法站立的患者，建议其在坐位、半卧位、卧位下进行耸肩、扩胸、握拳、举臂、踝泵、直腿抬高、桥式运动等练习；对于具有自主活动能力的患者，建议其尽量通过独立完成日常生活活动来保持运动能力，如独立完成穿衣、修饰、进食等。若进行活动时感到疲劳，则可考虑将活动流程分解，分阶段或在适当辅助下完成。

在患者可耐受离床活动时，可根据自身主观疲劳程度 ≤ 3 分（总分 10 分），以第二天不出现疲劳为宜，再结合周围环境、自身兴趣爱好等，选择原地踏步、呼吸操、太极拳、八段锦、广场舞等不同形式的活动，尽量将每次活动时间控制在 15 ~ 45min，每日 2 次，建议在饭后 1h 后进行。

第三节　重症患者的呼吸康复

重症患者病情变化显著，多在 1 周后出现呼吸困难，严重者可快速进展至急性呼吸窘迫综合征、脓毒症休克等，患者配合程度较低。在常规治疗的基础上，面对重症患者可能存在氧转运能力降低、呼吸肌肌力及耐力降低、气道廓清障碍、长期卧床导致的压疮、下肢深静脉血栓、心理健康等问题，首先在保证患者生理状态基本稳定的前提下，经过多学科团队共同评估后，有针对性地开展呼吸物理治疗。原则上训练全程不脱离呼吸机且须严密监测，以保证训练方案的安全性和有效性。

一、体位管理

若重症患者出现肺容量下降、肺不张、呼吸困难及乏力等症状，则建议通过改变体位，利用重力对患者的心肺和血管功能产生刺激效应，提高氧气运输能力。体位管理包括定时翻身、体位摆放、床头抬高。对于重症尤其是具有意识障碍的患者，每 2 小时定时翻身是必不可少的，能简单有效地预防压疮；对于普通的重症患者，在保证生理状态稳定的前提下，逐步进行床头抬高训练，直至其保持直立状态，以每次训练 30min、每天 3 次为宜。对于有严重呼吸窘迫综合征的患者，推荐每天进行 12h 以上的俯卧位通气，以此来提高功能残气量，改善肺背侧通气和通气血流灌注比值（V/Q）。具体步骤如下：先将患者平移至床一侧，向病床对侧翻转，使患者至侧卧位，而后将臀部、肩部后移转至俯卧位。用水袋垫好头部，固定好气管导管和呼吸机管路，可将床头抬高 15°～30°，以减少面部水肿（见图 3-3）。

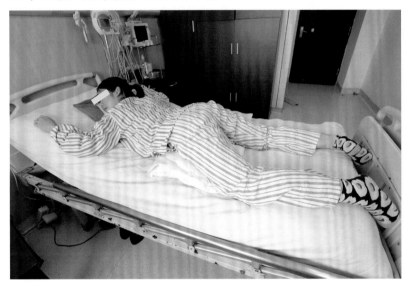

图 3-3　重症患者取俯卧位通气

二、气道管理

若重症患者存在痰液过多、部分肺叶不张等问题，则建议选择性结合体位引流、叩击拍背及高频胸壁震动等技术排除痰液。应尽量避免通过指导性咳嗽、气管压迫刺激、人工吸痰等方法诱发患者剧烈咳嗽，避免引起或加重支气管痉挛。必要时，治疗人员须做好严格防护，尽量选择密闭式人工吸痰装置，尽可能阻断疾病的传播途径。对于机械通气患者，应加强对气道的加温、湿化、管路的清洁消毒等，必要时及时更换管理，避免交叉感染，同时保持气道的温度和湿度适宜，可有效预防气道黏膜纤毛系统清除功能的受损和小气道塌陷。对于痰液较多的重症患者，若条件允许，建议安排在负压病房。

三、呼吸控制训练

若重症患者出现呼吸做功增加、呼吸困难等症状，则建议结合放松、体位管理、呼吸控制等技术缓解症状。对意识清醒患者的具体训练方法与轻症患者相同。对于有意识障碍的患者，首先由呼吸治疗师充分活动其两侧肩胛骨及肩关节，然后分别用一只手外展一侧的上肢，抬高至与其耳齐平，充分拉长短缩的呼吸肌群，用另一只手按压在同侧的下胸廓进行活动度训练。若有需要，终末期重症患者可通过姑息性药物来缓解呼吸困难。

视频 3-3

四、活动及运动

为避免重症患者出现压疮、肌肉萎缩、运动耐力下降等问题，在保证运动过程中血氧饱和度 ≥ 88% 的前提下，指导患者尽早进行活动及运动训练，以激发其急性心肺和心血管反应，促进氧的转运。在病情较严重时，患者可在床上进行渐进的器械或肢体的被动活动，如神经肌肉电刺激、床旁下肢被动功率车、被动关节活动、肌肉牵伸与放松训练等。随着病情缓解，可结合呼吸控制技术，逐步进行离床训练、坐站训练、床边原地踏步、病房内行走训练等。

第四节　出院患者的呼吸康复指导意见

一、出院患者可能面临的功能障碍

出院患者可能遗留不同程度的肺功能损害和肺实质病变，伴有不同程度的呼吸功能受损，如弥散功能障碍、通气量下降、呼吸肌无力等，对日常生活活动产生一定的影响。轻症患者病情轻，住院时间较短，出院后可能遗留较轻的肺功能损害及身体功能障碍，康复训练以增加运动能力及调节心理状态为主；重症患者病情重，住院或卧床时间较长，可能遗留关节僵硬、骨骼肌萎缩、呼吸肌无力等并发症，导致因呼吸急促、乏力等不能耐受日常生活活动，出院后须对心肺功能、运动功能、精神心理等方面进行全面评估，制定长期的循序渐进的运动、心理、营养等个体化的呼吸康复处方，指导患者进行居家康复，并定期随访。对于出院后患者心理、营养方面的干预详见本书其他章节。

二、呼吸康复干预措施

1. 患者教育

患者教育主要通过宣传手册、电话随访、远程视频等形式进行，贯穿整个疾病恢复的始终，包括对疾病本身及其可能的身体、心理变化进行宣教，消除患者过分的担忧与恐慌；介绍呼吸康复对于辅助疾病恢复的重要意义以及具体方案的实施，提高患者的依从性；提倡坚持长期的、健康规律的生活方式，包括戒烟限酒、保证充足的睡眠等；定期随访患者参与呼吸康复的情况，并对训练效果进行评估等。

2. 呼吸训练

若患者在出院后仍存在气促、憋闷、排痰困难等问题，或为预防可能出现的呼吸功能障碍，则在常规临床治疗的处理上，可适当增加呼吸功能训练。

（1）全身放松训练：首先是足部的放松，膝关节处于伸展位，双侧足趾用力，让双侧踝关节跖屈。行腹式深呼吸3s，呼气的同时放松身体，最少反复做3次，缓缓地增强肌肉收缩。当出现呼吸困难时，在各动作之间进行1～2次的腹式呼吸，反复几次后，患者逐渐能体会放松的感觉，然后做踝关节的背屈，足跟用力压

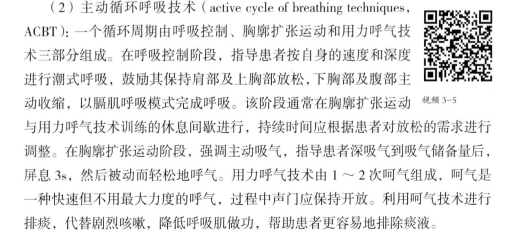

视频3-4

床面，反复运动。其次是腹部和背部的放松，将双手放在腰下，使肌肉收缩，让腰椎尽可能地前凸，然后头部和双肩关节用力靠床面。通过进行肌肉控制力的训练，增加患者的肺通气量，同时减缓其可能出现的呼吸窘迫、憋闷等症状。

（2）主动循环呼吸技术（active cycle of breathing techniques，ACBT）：一个循环周期由呼吸控制、胸廓扩张运动和用力呼气技术三部分组成。在呼吸控制阶段，指导患者按自身的速度和深度进行潮式呼吸，鼓励其保持肩部及上胸部放松，下胸部及腹部主动收缩，以膈肌呼吸模式完成呼吸。该阶段通常在胸廓扩张运动

视频3-5

与用力呼气技术训练的休息间歇进行，持续时间应根据患者对放松的需求进行调整。在胸廓扩张运动阶段，强调主动吸气，指导患者深吸气到吸气储备量后，屏息3s，然后被动而轻松地呼气。用力呼气技术由1～2次呵气组成，呵气是一种快速但不用最大力度的呼气，过程中声门应保持开放。利用呵气技术进行排痰，代替剧烈咳嗽，降低呼吸肌做功，帮助患者更容易地排除痰液。

（3）呼吸肌训练：取端坐位，利用简易激励式呼吸训练器（见图 3-4），在调节不同阻力后，分别进行吸气和呼气训练，以主观不感到疲劳为主。有条件的，可使用 Power Breath 电子呼吸肌训练仪，优点是训练负荷可根据患者的呼吸肌强度自动调节。如无上述辅助训练装备，则可选择用大小不一的气球或用吸管对瓶中装的不同体积水进行呼气训练等。通过在不同阻力下进行吸气和呼气训练来增强呼吸肌功能。

（4）腹式 - 缩唇呼吸法：取平卧位或端坐位，双臂自然下垂或平放于身体两侧，以鼻吸气；吸气时，放松腹部肌群使腹部隆起，增加腹内压；呼气时，将嘴巴缩紧，如吹口哨样，在 4～5s 内将气体缓慢呼出。通过调整呼吸模式来减少呼吸肌做功，预防气喘及呼吸困难等症状的出现。

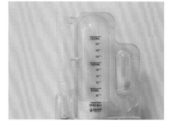

图 3-4　激励式呼吸训练器

（5）能量节约技术：通过远程视频和宣传手册帮助患者掌握能量节省技术，即通过较小的能量消耗完成必要的日常生活活动，包括物品摆放有序化、活动程序合理化、操作动作简化、劳动工具化、活动省力化等，以达到减少呼吸做功、提高呼吸肌群效能的目的。

视频 3-6

（6）排痰训练：取坐位或立位，保持身体稍前倾，辅以呵气技术或振动呼气正压（oscillatory positive expiratory pressure，OPEP）来帮助更轻松地清洁气道分泌物（见图 3-5），减少咳嗽耗能，避免呼吸困难加重。若痰液不易咳出时，则可考虑适当多饮水使气道湿润或结合体位引流。

3. 运动训练

若出院后患者表现出运动能力的下降或预防其发生，则可有针对性地进行有氧训练、抗阻训练、柔韧性训练、平衡及协调训练。训练前后应进行适当的准备活动和整理活动。训练过程中须严密监测，若遇到乏力、气促、肌肉骨骼系统疼痛等，应立即停止运动，查明原因，必要时调整运动处方。

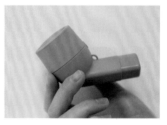

图 3-5　振动呼气正压装置

（1）有氧训练：建议患者结合自身兴趣爱好及运动习惯选择步行、慢跑、有氧操、太极拳、八段锦等有氧训练项目；运动强度可根据随诊时测试的心肺运动试验结果循序渐进地调整，每次的运动时间控制在 20 ～ 30min；运动频次控制在每周 3 ～ 5 次。

（2）抗阻训练：建议患者可通过自身重力或哑铃、弹力带、矿泉水瓶等家居物品进行力量训练（见图 3-6）；采用渐进抗阻法训练，目标肌群的训练负荷为 8 ～ 12RM，即每组可重复完成 8 个动作，每次完成 1 ～ 3 组，每组训练间歇时间为 2min，运动频次控制在每周 2 ～ 3 次。

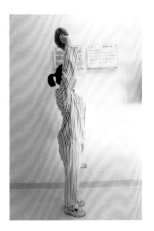

图 3-6　借助家居物品（自制米袋）进行抗阻训练

（3）柔韧性训练：针对柔韧性差的中老年患者，对各肌群进行牵伸训练，也可作为正式运动前的热身运动，预防运动损伤和心血管意外的发生。

（4）平衡及协调训练：合并平衡及协调功能障碍的患者在治疗师的远程指导下，选择不同体位和支撑面积进行平衡功能训练，通过各种轮替动作进行协调功能训练，如双上肢交替上举、坐立位交替踏步等。

4.ADL 干预

出院后 2 ～ 4 周，首先对基础日常生活活动能力进行评估并予以针对性训练，包括进食、转移、修饰、如厕、洗澡、穿衣等。出院 4 周以后，可对较高级的工具性日常生活活动能力进行评估并予以针对性训练，包括家务活动、外出购物、社交活动、财务管理等。

整个评估的重点在于，若发现患者因出现疼痛、呼吸困难、胸闷、乏力等症状，导致日常生活活动能力受限，则应予以针对性训练，缓解其上述症状，提高日常生活活动能力和生活质量。若条件允许，则尽量模拟真实训练环境，在作业治疗师的远程指导下进行 ADL 训练。

第五节　呼吸支持方式

对于轻中度缺氧的患者，建议首选鼻导管、面罩、经鼻高流量氧疗、无创通气进行呼吸支持；对于中重度缺氧患者，可选择无创通气、有创机械通气，必要时可用体外膜肺氧合（extracorporeal membrane oxygenation，ECMO），以挽救患者生命。

一、鼻导管、面罩给氧

一般起始流速为5L/min，滴定流速以达到目标氧饱和度为准（成年人：非妊娠患者 $SpO_2 \geqslant 90\%$，妊娠患者 $SpO_2 \geqslant 92\% \sim 95\%$。儿童：存在阻塞性呼吸困难、呼吸暂停、严重呼吸窘迫、中心性发绀、休克、昏迷或抽搐的患儿，$SpO_2 \geqslant 94\%$；其他患儿，$SpO_2 \geqslant 90\%$）。及时评估呼吸窘迫和（或）低氧血症是否缓解。

因为鼻导管及面罩氧疗是一种开放式的给氧方式，会产生大量气溶胶，而且目前报道 COVID-19 患者在相对封闭的环境中长时间暴露于高浓度气溶胶情况下存在气溶胶传播的可能，增加医务人员感染的风险，故建议使用外科口罩或面罩结合鼻导管吸氧，以减少气溶胶的扩散。

二、经鼻高流量氧疗或无创机械通气

对于严重急性低氧性呼吸衰竭和轻 - 中度急性呼吸窘迫综合征（acute respiratory distress syndrome，ARDS）患者（150mmHg ＜氧合指数≤ 300mmHg），首选经鼻高流量氧疗（high-flow nasal canula，HFNC），次选无创机械通气（noninvasive mechanical ventilation，NIV）治疗。研究表明，HFNC 在急性低氧型呼吸衰竭患者中是安全有效的，可以降低有创通气患者的比例，但关于 HFNC 与 NIV 在急性呼吸衰竭的治疗中孰优孰劣尚存争议。研究显示，在冠状病毒肺炎治疗方面，NIV 治疗在 MERS 患者中的失败率很高，因此指南不推荐将 NIV 用于流行性病毒肺炎所致的低氧性呼吸衰竭。在不能进行 HFNC 的轻度 ARDS 患者，可尝试应用 NIV 治疗，但不建议将经 HFNC 治疗失败的患者过渡至应用 NIV 治疗。

HFNC 是指一种通过高流量鼻塞持续为患者提供可以调控并相对恒定吸氧

浓度（0.21～1.0）、温度（31～37℃）和湿度的高流量（8～80L/min，据品牌和型号而有所差异）吸入气体的氧疗方式。气体流量超过患者吸气流量是HFNC的一个重要特点是，高流量可以提供充足的氧供，还可对上气道进行无效腔冲刷，故可以有效降低插管率和90天死亡率，在对MERS及H1N1肺炎患者的救治中发挥了重要作用。在目前COVID-19重型和危重型患者的治疗过程中，HFNC同样发挥了重要作用。

研究显示，随着气体流量的增加，呼出气的扩散距离也同样增加，但在给模拟人佩戴口罩（尤其是N95口罩）后可明显降低呼气扩散距离。因此，我们建议对这类传染性呼吸疾病患者使用HFNC时，应给其佩戴医用外科口罩并尽量闭口经鼻呼吸（见图3-7）。此外，研究结果显示高流量鼻导管连接松动可造成患者呼气扩散距离明显增加，故建议高流量鼻塞导管型号的选择原则是导管直径应小于等于患者鼻孔的50%。

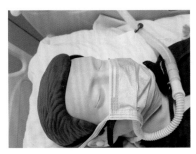

图3-7　患者在使用HFNC时佩戴医用外科口罩

无创机械通气指通过鼻罩、面罩或接口器等方式连接患者，无须气管插管或切开的机械通气，可改善ARDS患者肺内通气-灌注不匹配或分流，因而可降低呼吸衰竭患者的气管插管率。在接触无创通气的传染性呼吸疾病患者时，需要严格佩戴个人防护设备，并尽量在负压单间病房进行治疗，减少医护人员的出入，严格监测医护人员的感染症状和体征。

因为气溶胶播散的距离随着无创通气吸气压力的增高而扩大，所以在无创通气时应使用密闭式面罩（见图3-8）并使用有病毒过滤功能的热湿交换器（heat and moisture exchanger，HME）。面罩紧密贴合面部，避免非故意漏气。在佩戴和摘除面罩前，将呼吸机设置于待机状态。在呼吸机选择方面，应优先使用双臂回路并可在呼气阀前增加病毒/细菌过滤器（见图3-8）。

若患者情况符合以下任意一条即表示HFNC和NIV治疗失败：①指脉氧饱和度≤90%和（或）RR≥30次/min；②出现高碳酸血症、呼吸性酸中毒（pH≤7.25）；③血流动力学不稳定；④多器官功能衰竭；⑤意识障碍；⑥患者极度不配合。

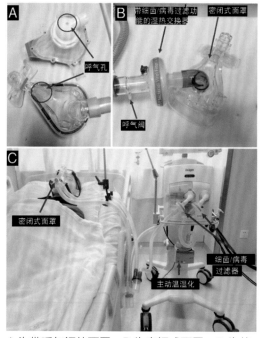

A 为带呼气阀的面罩，B 为密闭式面罩，C 为使用双管路危重症呼吸机进行无创通气时的面罩选择和病毒过滤器的连接

图 3-8　无创呼吸机面罩选择及管路连接

三、有创机械通气

当重症患者病情进展出现严重低氧血症和呼吸窘迫时，需要机械通气。与 SARS 比较，COVID-19 患者呼吸衰竭进展速度相对较慢，部分严重呼吸衰竭的患者仍可用无创通气治疗成功，建议尽量应用无创通气。如果患者病情恶化，则应严密观察，必要时立即建立人工气道行有创机械通气。人工气道建立的原则是最大限度地降低患者呛咳及飞沫传播的机会，插管前应给予纯氧预充氧 5min，同时给予充分镇静及肌松剂治疗，最大化保护医务人员及避免插管过程中氧饱和度的急剧下降。首选经口气管插管，使用电子喉镜或支气管镜引导并进行口腔和气管内的负压吸引，在争取抢救时间的同时减少操作者暴露。当存在经口插管禁忌证时，可选择支气管镜引导下的经鼻气管插管，给患者佩戴口罩并进行口腔负压吸引。此方法可以使操作者与患者保持相对远的距离，有可能降低操作者暴露于患者咳出的气溶胶的风险。

采用肺保护性通气策略，即小潮气量（6 ~ 8mL/kg 理想体重）和低水平气道平台压力（≤ 30cmH$_2$O）进行机械通气，并使用气囊测压表常规每 6 ~ 8 小时监测 1 次，以保障有效通气并减少因气囊密闭不严而造成的误吸及漏气污染环境，并减少呼吸机相关肺损伤。对于中重度 ARDS 患者，建议使用高呼气末正压（positive end expiratory pressure，PEEP），需根据吸入氧浓度（FiO$_2$）滴定 PEEP 维持血氧饱和度（SpO$_2$），以改善肺泡不张，减小吸气末肺泡过度扩张和肺血管阻力。对于 FiO$_2$ > 0.60 的患者，应进行肺可复张性评价，即通过影像学评估（胸部 CT、肺部超声及电阻抗断层成像）或功能性评估（P–V 曲线、呼气末肺容积及肺牵张指数）等方法，评估不通气的肺泡在压力的作用下，恢复通气的能力。对具有肺可复张性的患者，应实施限定压力的肺复张。

四、体外膜肺氧合（ECMO）

《新型冠状病毒肺炎诊疗方案（试行第七版）》针对新冠肺炎重型、危重型患者的治疗中，ECMO 被列入"挽救治疗"："对于严重 ARDS 患者，建议进行肺复张。在人力资源充足的情况下，每天应进行 12h 以上的俯卧位通气。俯卧位通气效果不佳者，如条件允许，应当尽快考虑 ECMO 支持治疗。"ECMO 通过体外循环支持，部分替代肺换气功能，提供肺功能支持，可有效降低 ARDS 患者的死亡率。ECMO 上机适应证包括：① PaO$_2$/FiO$_2$ ≤ 50mmHg，超 3h；② PaO$_2$/FiO$_2$ < 80mmHg，超 6h；③ FiO$_2$ 1.0，PaO$_2$/FiO$_2$ < 100mmHg；④高碳酸血症 PaCO$_2$ ≥ 60mmHg，超 6h，血气分析提示 pH < 7.25，超 6h，呼吸频率 > 35 次 /min；⑤当呼吸频率 > 35 次 /min 时，动脉血 pH < 7.2，且平台压 > 30cmH$_2$O；⑥严重漏气综合征；⑦合并心源性休克或者心搏骤停。ECMO 常用模式为静脉 – 静脉体外膜肺氧合（VV-ECMO），国内多选择单腔管经颈内静脉 – 股静脉置管。若患者合并有心功能不全或循环障碍，则可选用静脉 – 动脉体外膜肺氧合（VA-ECMO）或静脉、动脉、静脉体外膜肺氧合（VAV-ECMO）。

俯卧位通气是降低病死率的有效手段之一，对于氧合功能难以维持、需要积极进行痰液引流或 ECMO 撤机困难的患者，俯卧位通气也可作为常规辅助措施。若为清醒患者，则可同期进行肺功能康复训练。在基础疾病得以控制，心肺功能有恢复迹象时，可开始撤机试验。撤机前，自主呼吸试验（spontaneous breathing trial，SBT），建议使用呼吸机压力支持方式（pressure support ventilation，PSV），避免使用 T 管方式；拔管前应与患者解释取得配合，提前准备好序贯呼吸支持设备；操作人员采取三级防护措施。对气管切开患者，在撤离机械通气后建议使用人工鼻。

五、人工气道的吸痰操作

对于建立人工气道的患者，强烈建议选择密闭式吸痰器进行吸痰，应判断患者是否需要进行吸痰操作，避免频繁吸痰导致患者不适和剧烈呛咳。如果患者出现以下临床表现，则可考虑进行吸痰操作：①能看到或听到气道内有明显的分泌物；②呼吸机波形提示的流量 – 容积环路或呼气流量 – 时间波形上出现的锯齿波；③呼吸机提示气道峰压增加（容量控制模式）或潮气量减少（压力控

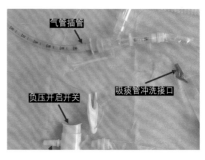

图 3-9 密闭式吸痰装置（摘自"新型冠状病毒感染重型及危重型患者呼吸治疗相关操作防护措施专家共识"）

制模式）；④患者出现脉氧下降，呼吸频率增快，用力呼吸现象；⑤动脉血气结果恶化，动脉血二氧化碳分压急剧上升；⑥患者心率加快、血压升高，或表现出烦躁不安或发汗；⑦患者对氧浓度和呼气末正压的需求很高和（或）已知会出现生命体征明显下降。吸痰前应进行 2min 纯氧的预氧合，降低吸痰过程中低氧血症的发生率。断开呼吸机回路会造成肺泡塌陷和大量飞沫及气溶胶排放。因此，建议选择密闭式吸痰方式，降低操作过程中不良事件的发生率和病原体的传播风险。密闭式吸痰装置见图 3-9。

可采用浅吸痰方式，避免因操作刺激隆突和气道壁而出现黏膜水肿、炎症、剧烈咳嗽甚至出血的不良事件。以每次吸痰时间 < 15s 为佳，并进行持续负压吸引。吸痰时，负压应维持在 80 ～ 150mmHg。密闭吸痰管应每 24 小时更换 1 次。

除非患者必需，一般不建议常规使用支气管镜进行吸痰。如进行支气管镜吸痰，则必须使用三通接头，避免操作过程中呼吸回路断开。

第六节　气道湿化及雾化治疗

一、气道湿化

正常情况下，上气道对吸入气体有生理性的加温湿化作用，使吸入气体在到达气管隆嵴下 4～5cm 水平位置时，达等温饱和界面。保持气道内充分的温湿化，是维持气道表面黏液纤毛系统正常清除功能及肺泡上皮正常特性所必需的生理条件。因此，在有创、无创通气，或经人工气道通气时，进行吸入气体的温湿化可以减少机械通气引起的炎症反应，减少对纤毛的损伤和经气道失水。另外，更有研究显示，增加湿度可使病毒感染率下降。对 COVID-19 患者行有创机械通气，如需要实行肺保护通气策略，则建议使用主动加热湿化器进行气道湿化，并使用一次性自动加水式加热湿化罐及双回路带加热导丝呼吸机环路。

二、气道雾化

药物雾化治疗的目的是将治疗剂量的药物输送到靶向部位。对于肺部病变患者，雾化给药与其他给药方式相比，可达到较高的局部药物浓度，减少全身不良作用。但是雾化时产生的气溶胶可以携带患者呼出气体所带病毒，因此在疫情暴发期间应该减少不必要的雾化吸入，以降低气溶胶微粒传播疾病的风险。因此，单纯传染性呼吸疾病患者应尽量避免不必要的雾化吸入治疗。合并慢阻肺或哮喘患者确需雾化吸入时，推荐自主呼吸患者使用主动吸气驱动的雾化装置 [如干粉吸入器（dry power inhaler，DPI）] 或者按次数定量吸入的压力定量吸入器（pressurized metered-dose inhaler，pMDI）＋储雾罐（见图 3-10），在完成吸气后戴上口罩或过滤装置再呼气。如果有条件，建议在单间的负压病房实施雾化治疗。另外，对于需要雾化吸入治疗的机械通气患者，推荐使用振动筛孔雾化器，并将 T 管放置于呼吸机湿化罐的进气端（见图 3-11）。雾化结束后，将雾化器留置于回路中以便下次使用。雾化时，只需将药物通过雾化器开口置于雾化杯中即可。药物上可考虑试用 α 干扰素雾化吸入（成人每次 500 万 U，加入灭菌注射用水，2 次 /d）进行抗病毒治疗。

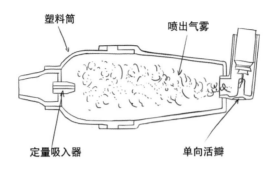

塑料筒　　　　　　　　喷出气雾

定量吸入器　　　　　　单向活瓣

图 3-10　pMDI＋储物罐

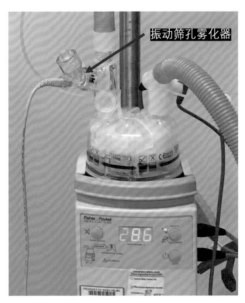

振动筛孔雾化器

图 3-11　振动筛孔雾化器放置位置
（摘自"新型冠状病毒感染重型及危重型
患者呼吸治疗相关操作防护措施专家共识"）

参考文献

［1］靳英辉，蔡林，程真顺，等 . 新型冠状病毒 (2019-nCoV) 感染的肺炎诊疗快速建议指南 (标准版). 解放军医学杂志，2020, 45(1): 1-20.

［2］倪忠，罗凤鸣，王吉梅，等 . 针对新型冠状病毒肺炎患者的雾化吸入治疗的建议 . 中国呼吸与危重监护杂志，2020, 19(2): 120-124.

［3］倪忠，秦浩，李洁，等 . 新型冠状病毒肺炎患者经鼻高流量氧疗使用管理专家共识 . 中国呼吸与危重监护杂志，2020, 19(2): 1-7.

［4］新型冠状病毒肺炎体外膜肺氧合支持治疗专家组 . 新型冠状病毒肺炎体外膜肺氧合支持治疗专家共识 . 中华急诊医学杂志，2020, 29(3): 314-319.

［5］新型冠状病毒感染重型及危重型患者呼吸治疗相关操作防护措施专家共识，中华结核和呼吸杂志，2020, 43(4): 288-296.

［6］徐文，周兵，韩德民 . 重症新型冠状病毒肺炎的气道治疗管理 . 中华耳鼻咽喉头颈外科杂志，2020, 55(4): 309-312.

［7］杨峰，刘妮，胡杰英，等 . 新型冠状病毒肺炎患者 4S 呼吸康复指引 . 中华结核和呼吸杂志，2020, 43(3): 180-182.

［8］中国康复医学会，中国康复医学会呼吸康复专委会，中华医学会物理医学与康复学分会心肺康复学组 .2019 新型冠状病毒肺炎呼吸康复指导意见（第二版）. 中华结核和呼吸杂志，2020, 43(4): 308-314.

［9］中国研究型医院学会危重医学专业委员会，中国研究型医院学会危重医学专委会青年委员会 . 重型和危重型新型冠状病毒肺炎诊断和治疗专家共识 . 中华危重病急救医学，2020, 32: (2020-02-22).[网络预发表]

［10］中华医学会呼吸病学分会呼吸治疗学组 . 新型冠状病毒感染重型及危重型患者呼吸治疗相关操作防护措施专家共识 . 中华结核和呼吸杂志，2020, 43(4): 288-296.

［11］Drahnak D, Custer N. Prone positioning of patients with acute respiratory distress syndrome.crit care nurse, 2015, 35(6): 29-37.

［12］Wang T, Wu C, Wang L, et al. Chest physiotherapy with early mobilization may improve extubation outcome in critically ill patients in the intensive care unit.Clin Respir J, 2018, 12(11): 2613-2621.

（王石艳　戴允兰）

第四章

运动功能康复

第一节 概 述

一、正常运动功能表现

如果把运动的人体比作一辆正在奔驰的跑车，那么肌肉力量和软组织的柔韧性就好似跑车的"输出系统"——车轮，平衡能力就好似跑车的"制动安全系统"——刹车，心肺功能就好似跑车的"动力系统"——发动机。如果想安全、高效地进行各种运动，就需要这些"系统"处于良好的功能状态。肌肉力量、软组织柔韧性、平衡能力和心肺功能是人体正常运动功能的重要组成部分。

肌肉力量是衡量肌肉功能的重要指标，正常的肌力是维持机体正常功能和完成日常生活活动的前提。比如，呼吸时，呼吸肌发生舒缩运动，完成与外界的气体交换；站立时，伸肌群会收缩以维持人的直立姿势；搬运重物时，手臂肌肉会强烈舒缩以对抗重力完成搬运。人体通过不同程度肌力的发挥，以最省力、最高效的方式维持生命并完成日常生活。肌力可受外伤、疾病、亚健康、衰老以及某些生理因素的影响，异常肌力可导致人体各系统的损伤和病变。

软组织柔韧性是身体健康素质的重要组成部分，是指身体各个关节的活动幅度以及跨过关节的韧带、肌腱、肌肉、皮肤等其他组织的弹性伸展能力。经常做伸展练习可以保持肌腱、肌肉及韧带等软组织的弹性。柔韧性得到充分发展后，关节的活动范围将明显加大，关节灵活性也会增强，使人的动作更加协调、准确、优美。同时，可以减少在体育活动和日常生活中，由于动作幅度加大、扭转过猛而产生的关节、肌肉等软组织的损伤。

平衡能力是指人体所处的一种稳定状态，以及不论处在何种位置、运动状态，或受到何种外力作用，能自动调整并维持姿势的能力。良好的平衡能力可保证人的身体重心始终保持在可控的范围内，可大大降低人在运动时发生损伤、摔倒的风险。良好的平衡能力也是进行一些运动的必备条件，如图 4-1 所示，杂技演员需要具备良好的平衡能力。

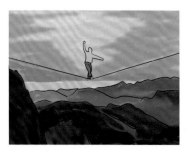

图 4-1　杂技演员需要具备良好的平衡能力

心肺功能是心脏泵血及肺部吸入氧气的能力，而两者的能力又直接影响全身器官及肌肉的活动。良好的心肺功能是人体主要机能健康运作的前提，并可降低患慢性疾病（如心血管疾病、内分泌系统疾病、呼吸系统疾病）的风险，同时也是人们进行一些运动的保障，如图 4-2 所示，长跑运动员需要具备良好的心肺功能。

二、传染性呼吸疾病患者运动功能障碍

良好的运动功能是人们从事生产、生活和（或）社交活动的前提，否则，很多事情只能是

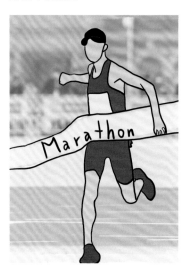

图 4-2　长跑运动员需要具备良好的心肺功能

"心有余而力不足"。传染性呼吸疾病患者的病毒感染严重程度、多器官功能障碍情况、临床干预手段等因人而异，对患者的运动功能产生不同程度的影响。

（一）重症患者运动功能障碍

传染性呼吸疾病重症患者最常见的运动功能障碍是 ICU 获得性力弱（Intensive Care Unit-acquired weakness）。在 ICU 住院时间超过 7 天且需要机械通气的患者中，有 25% ～ 63% 的患者表现出 ICU 获得性力弱；在伴有败血症和多器官衰竭患者中，一半以上表现为 ICU 获得性力弱。

重症性肌病（critical illness myopathy，CIM）和重症多发性神经病（critical illness polyneuropathy，CIP）是两种常见的 ICU 获得性力弱。其中，重症性肌病

通常为急性发病（通常在几天内），临床表现为对称性肌肉无力，近端肌群比远端受影响更明显，也常累及呼吸肌和面部肌肉。此类患者很难脱离机械通气。罹患重症性肌病的危险因素有大剂量静脉糖皮质激素、败血症或全身性炎症反应综合征（sepsis/systemic inflammatory response syndrome，SIRS）、哮喘状态、急性呼吸窘迫综合征（acute respiratory distress syndrome，ARDS）。重症多发性神经病可影响 30% ～ 50% 的 ICU 患者。与重症性肌病相似，重症多发性神经病的临床表现为不同程度的全身肌肉力弱和萎缩。此外，重症多发性神经病主要导致远端肌肉力弱，尤其下肢肌群最易受影响，呼吸肌群也常受累及。

败血症和多器官衰竭是重症多发性神经病最常见的促发因素，多达 60% 的重症多发性神经病或重症性肌病患者会伴发急性呼吸窘迫综合征。高血糖、低人血白蛋白水平与重症多发性神经病的进展有相关性。与重症性肌病患者不同，重症多发性神经病患者的血清肌酸磷酸激酶水平是正常的，肌电图显示其运动和感觉电位幅度降低，神经传导速度正常，横膈神经运动电位幅度降低。

由于部分重症患者可伴有意识障碍，或因机械通气难以与医务人员有效交流，所以完整的神经肌肉功能检查变得异常困难。此外，长期制动导致的关节僵硬也会使临床评估变得更加复杂。这些因素导致 ICU 获得性力弱的诊断延迟。当患者清醒并且可以配合检查时，可采用医学研究理事会（Medical Research Council，MRC）肌力评估量表对患者进行评估。当总分小于 48 分时，提示 ICU 获得性力弱。正如前文所述，也可根据血清肌酸磷酸激酶水平、肌电图 / 神经传导速度、肌肉活检、手指抓握力量等进一步评估，以便更早确诊是否存在 ICU 获得性力弱。

ICU 获得性力弱是预测延长机械通气的独立因素，也与 ICU 住院时间、医疗费用、病死率密切相关，因此医务人员要做到早诊断、早干预。一般来讲，轻到中度严重的 ICU 获得性力弱患者功能恢复较好。但也有研究指出，部分患者即使肌力恢复到 4 ～ 5 级，但他们日常活动（如上下楼梯、做家务）能力仍受限。也有严重的急性呼吸窘迫综合征患者在出院 1 年随访时有持续的肌肉消耗和力弱的表现，部分患者 6min 步行试验水平仍未达到正常水平。持续的功能障碍将影响患者重返工作岗位、参与社会或进行娱乐活动，严重影响他们的生存质量。因此，对此类患者需要进行早期康复干预。

所谓肌肉消耗，是指蛋白的分解大于合成，导致肌肉蛋白失衡，是 ICU 获得性力弱公认的病理机制。系统性感染是促发肌肉蛋白失衡的主要危险因素。当前针对 ICU 获得性力弱的治疗主要是对重症疾病的基本治疗和对相关危险因素的干预。非危重的 ICU 患者进行早期功能活动可显著提高运动功能。最新研究表明，早期活动、神经肌肉电刺激或全身震动虽不能提高危重症合并多器官衰竭患者的肌肉力量，但可以避免其发生肌肉萎缩。

传染性呼吸疾病重症患者除发生肌肉功能障碍外，由于长期卧床、机械通气、相关药物的使用，其软组织柔韧性、平衡功能、心肺功能也必将受到不同程度的影响。具体将与传染性呼吸疾病轻症患者的运动功能障碍一起阐述。

（二）轻症患者运动功能障碍

传染性呼吸疾病轻症患者虽然不需要进入 ICU 接受治疗，但由于各种病毒可引起发热、炎症、全身肌肉酸痛、呼吸功能障碍，所以常需要卧床休息治疗。卧床休息虽可以促进传染性呼吸疾病的恢复，但也会对患者的各系统、器官功能产生不良影响。其中，运动功能是最常受累的部分。例如，长期卧床后会发生肌肉萎缩（见图 4-3 和图 4-4），神经功能下降，韧带、软骨和骨等的结构退化，平衡功能障碍，心肺功能下降等。

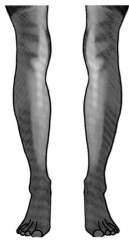

图4-3　长期卧床前，小腿肌肉饱满

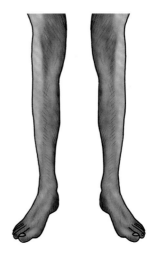

图4-4　长期卧床后，小腿肌肉出现不同程度萎缩

肌肉功能、软组织柔韧性作为运动的"输出系统",是有效运动输出的重要前提。研究表明,人体活动量下降时便会产生肌肉萎缩。肌肉萎缩及明显的肌力下降现象出现的时间非常早。在第 1 周,肌力每天大约下降 3% ～ 6%;10天过后,肌力每天大约会下降 40%。这些变化不能完全用肌肉萎缩来解释。卧床休息后,往往还伴随周围神经和中枢神经功能的下降,具体表现为:肌纤维的兴奋性和收缩性下降;皮质脊髓束的神经兴奋性和脊髓的兴奋性下降;大脑皮层的运动信号减弱。若肢体长期处于不活动的状态,则所有肌纤维内的蛋白合成都会降低,其中以 I 型慢肌纤维的合成降低最为明显。因为慢肌纤维在日常生活中是最常被使用的,所以当身体处于制动时,它们的萎缩程度也就比快肌纤维更高。因此,我们可以得出一个结论:在人体制动几周后,所有活动能力都有不同程度的下降,但是"耐力"下降得更多。

长期卧床休息除造成肌肉和神经发生改变外,也会使韧带、关节软骨、骨骼组织的强度或体积显著下降。即使重新开始一段时间训练后,这些组织的强度或者体积仍然低于制动前,软组织的柔韧性与卧床休息前相比也明显变差。

平衡功能作为运动的"安全系统",也会因长期卧床而下降。研究表明,即使只是卧床 5 天,人体姿势的稳定也会严重受影响,特别在人体站立做头部摇摆时更加不稳定。长期卧床后,人体在站立时的重心摇摆幅度会大幅增加,并且这种姿势不稳定状态不会因为在卧床期间进行了抗阻力量训练而得到改善。此外,也有研究发现,当人体获得的氧气不足时,平衡反应也会受到影响。

心肺功能作为运动的"动力系统",也会因卧床休息而产生不良影响,并且卧床对心血管系统的影响十分巨大。短期制动可以导致血液循环功能迅速减弱,导致心血管功能失调。卧床会产生利尿作用,导致血容量减少。研究表明,卧床 24 小时,血容量会降低 5%;卧床 6 天,血容量会降低 10%;卧床 14 天,血容量会降低 20%,总血浆容量可降低 6% ～ 20%,心脏容量减少 11%,安静时心率会增加,每搏输出量和心排血量相应降低 6% ～ 13%。如果卧床时间较长,心血管系统可做出适应性调节,主要包括心脏射血功能下降、血容量减少、下肢静脉顺应性增加、静脉血容量增加、肌肉泵作用降低等。这些适应性调节会造成静脉回流减少,从而导致心室充盈量下降、每搏输出量减少、心排血量明显下降,以致形成氧运输动力障碍。

此外,长期卧床后,肺活量以及功能储备能力降低 25% ～ 50%。其主要原因是在仰卧位时，膈肌的活动减弱，呼气较少，肋椎关节和肋软骨关节等的活动度减少，呼吸变浅，呼吸频率增加；长期卧床后，呼吸道分泌物清除困难，导致肺不张以及坠积性肺炎；肋间肌以及其他呼吸肌的力量减弱和耐力下降。这些因素可对人体的肺功能造成极大的负面影响，最终影响人体获取氧气的能力。

第二节　传染性呼吸疾病的运动治疗

传染性呼吸疾病患者常分为急性重型 / 危重型患者和急性轻型 / 普通型患者。因疾病严重程度不同，患者常会遗留不同程度的运动功能障碍。常根据其功能障碍程度，采取不同形式、不同强度的运动治疗，以最大限度地提升患者的运动功能，促进其重返生活和工作岗位，提高传染性呼吸疾病患者生存质量。

一、急性重型 / 危重型患者的运动治疗

急性重型 / 危重型患者的运动治疗干预措施主要是早期活动。早期活动是重症康复中最基础和最重要的内容，尤其对于接受机械通气的患者，具有最高等级的循证医学证据支持。但是，早期活动也可能造成新陈代谢需求增加而引发不良生理反应。同时，在进行早期活动时，要充分考虑感染防控，包括交叉感染的风险管控和治疗设备的选择与消毒。早期活动包括定期的床上翻身和活动、从床上坐起、床 – 椅转移、斜床站立、坐在椅子上、站立和步行等。

二、急性轻型 / 普通型患者的运动治疗

（一）躯体运动功能训练

可通过有氧训练结合呼吸控制和体位改变来增加肺泡通气量，改善黏膜纤毛摆动和气体交换能力，提高身体机能而减少疲劳感。同时，可考虑联合其他适当的措施［如：氧疗和（或）雾化吸入］。在急性期进行有氧训练时，要避免患者过度劳累和运动强度不当而导致需氧量超过患者供氧能力。需氧量的过度增加可能使患者气体交换受损加重。

1. 有氧运动

针对患者合并的基础疾病和遗留功能障碍问题制订有氧运动方案，包括踏

步、慢走、快走、慢跑、游泳、太极拳、八段锦等。以运动后第 2 天不出现疲劳的运动强度为宜，从低强度开始，循序渐进，每次 20 ～ 30min，每周 3 ～ 5 次。容易疲劳的患者可采取间歇运动的形式。餐后 1h 后开始。

2. 力量训练

使用沙袋、哑铃、弹力带或瓶装水等进行渐进抗阻训练，每组动作 15 ～ 20 次，每天 1 ～ 2 组，每周 3 ～ 5 天。

（二）呼吸功能训练

急性轻型或普通型患者常会出现呼吸困难。此时，介入呼吸功能训练帮助患者改善通气和呼吸模式是有必要的。通气策略和呼吸控制技术可助其最大限度地缓解症状和发挥活动潜力。呼吸功能训练主要是教会患者放松颈、胸部的辅助呼吸肌，更多地应用正常的呼吸模式，有效减少呼吸做功。这种治疗方案关注能量节约、放松以及将活动与呼吸控制结合起来。

1. 主动循环呼吸技术（active cycle of breathing techniques，ACBT）

主动循环呼吸技术一个循环周期由呼吸控制、胸廓扩张运动和用力呼气技术三个部分组成。具体操作方法见第三章"呼吸功能康复"。

2. 呼吸模式训练

呼吸模式训练包括调整呼吸节律（吸呼比为 1 ：2）、腹式呼吸训练、缩唇呼吸训练等。

3. 呼吸康复操

根据患者体力情况进行卧位、坐位及站立位的颈屈伸、扩胸、转身、旋腰、侧躯、蹲起、抬腿、开腿、踝泵等系列运动。

（三）日常生活活动能力训练

日常生活活动能力训练指对患者进行日常生活活动指导。其主要是能量节约技术指导，将穿脱衣、如厕、洗澡等日常生活活动动作分解成小节间歇进行，随着体力恢复再连贯完成，逐步恢复至正常。通过变换体位，适当活动，提高机体的免疫力，预防卧床和制动对身体造成的进一步损害，可以帮助患者早日康复。

三、运动治疗适应证

运动治疗适应证包括轻型、普通型、重型、危重型排除禁忌证后的传染性呼吸疾病患者。

四、运动治疗禁忌证

1. 如患者出现以下情况之一，则不建议进行上述康复治疗。①静态心率＞100次/min；②血压＜90/60mmHg、血压＞140/90mmHg或血压波动超过基线20mmHg，并伴有明显头晕、头痛等不适症状；③血氧饱和度≤95%；④合并其他不适合运动的疾病。

2. 当患者在治疗过程中出现以下情况时，应立即停止上述康复治疗，重新评估并调整治疗方案。①出现明显疲劳，休息后不能缓解；②出现胸闷、胸痛、呼吸困难、剧烈咳嗽、头晕、头痛、视物不清、心悸、大汗、站立不稳等。

3. 当患者合并有肺动脉高压、充血性心力衰竭、深静脉血栓、不稳定的骨折等时，则应与专科医生咨询相关注意事项后再开始呼吸康复治疗。

4. 高龄患者常伴有多种基础疾病，体质较差，对康复训练的耐受能力较差，故在康复治疗前应进行综合评估。康复训练应从小剂量开始，循序渐进，避免出现训练损伤及其他严重并发症。

5. 重型、危重型患者出院后，视当地康复医疗工作实际，可在指定的康复医疗机构、基层医疗卫生机构进行出院后康复治疗。轻型、普通型患者出院后回到社区及居家后，应适当休息、适当运动，尽最大可能恢复体能、体质和免疫能力。

五、重症患者的呼吸康复治疗排除标准

重症患者在以下情况下，不能接受呼吸康复治疗。

1. 心率＜40次/min或＞130次/min。

2. 新发的心肌缺血或心律失常。

3. 平均动脉压＜65mmHg或＞110mmHg。

4. 体温≥38.5℃。

5. 血氧饱和度≤93%。

6. 机械通气参数，吸入氧浓度（FiO_2）≥0.6；PEEP≥10cmH$_2$O。

7. 呼吸频率＞ 40 次 /min 或＜ 5 次 /min。

8. 血流动力学不稳定。

9. 有严重的肝肾功能障碍或新出现进行性加重的肝肾功能障碍。

10. 不安全的气道。

11. 存在不适合呼吸康复的其他合并症。

12. 患者非清醒或不能按照指令进行合作。

六、终止活动的标准（患者判断）

当出现以下情况时，建议终止活动（患者判断）。

1. 自觉心悸。

2. 呼吸困难或气短加重。

3. 出现大汗、疼痛（胸痛、强烈头痛或强烈腹痛）或疲劳等不适。

七、终止活动的标准（医务人员判断）

当出现以下情况时，建议终止活动（医务人员判断）。

1. 心率＜ 40 或＞ 130 次 /min。

2. 平均动脉压＜ 65mmHg 或＞ 110mmHg，或较基线值变化 20% 以上。

3. 呼吸频率＞ 40 次 /min 或＜ 5 次 /min。

4. 血氧饱和度 ≤ 88% 或下降＞ 4%。

5. 新发心律失常。

6. 新发心肌缺血。

7. 临床表现为意识状态变差、大汗、面色异常、疼痛、疲劳。

8. 造成人机对抗。

9. 有任何治疗管线的脱离。

第三节　常用运动治疗方法

一、肌力、肌耐力训练

（一）急性重型 / 危重型患者的肌力训练

1. 膈肌训练

膈肌训练时，患者取半仰卧位（床头抬高约 30°），全身放松。左手平放于上胸部，右手平放于腹部；用鼻缓慢吸气时，膈肌最大限度地下移，腹部隆起，右手随之上抬；呼气时，用嘴将气体缓慢吹出，同时收缩腹部，促进膈肌上抬（见图 4-5）。

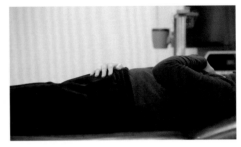

图 4-5　膈肌训练

2. 膈肌抗阻训练

膈肌抗阻训练时，取仰卧位，在腹部放置沙袋进行挺腹呼吸。初始阶段，沙袋重量为 1 ~ 2kg；后续，沙袋质量逐步增至 2 ~ 5kg。每次训练5min，每天 2 次（见图 4-6）。

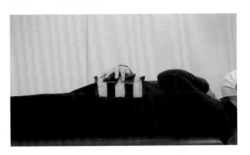

图 4-6　膈肌抗阻训练

3. 双桥训练

患者取仰卧位，双上肢放松平放于身体两侧，双下肢屈髋屈膝，在骨盆后倾位将臀部稍稍抬离床面，根据能力保持 1 ~ 5s，每次 10 组，每天 2 次，情况严重者可降低强度（见图 4-7）。

4. 双下肢屈曲训练

患者取仰卧位，双上肢放松平放

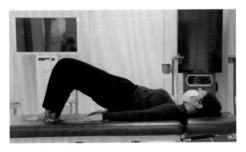

图 4-7　双桥训练

于身体两侧，下肢伸展，双下肢同时屈髋屈膝，足底在床面滑动，每次 6 min，每天 2 次（见图 4-8 和图 4-9）。

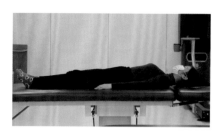 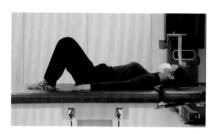

图 4-8　双下肢屈曲训练起始位　　　　图 4-9　双下肢屈曲训练终末位

5. 踝泵训练

患者取仰卧位，下肢伸展，大腿放松，缓慢勾起脚尖，尽力使脚尖朝向自己，至最大限度保持 10s；然后将脚尖缓缓下压，至最大限度时保持 10s；然后放松，反复屈伸踝关节。每次 5min，每天 5 ～ 8 次（见图 4-10 和图 4-11）。

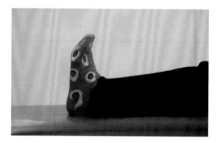 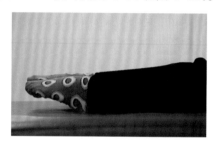

图 4-10　踝泵训练起始位　　　　　　图 4-11　踝泵训练终末位

6. 颈部屈伸训练

患者取仰卧位，全身放松，患者微微抬起头部，用下颌触碰胸骨保持 5s，再将头部后仰至最大范围保持 5s，然后放松。每次 5min，每天 5 ～ 8 次（见图 4-12 和图 4-13）。

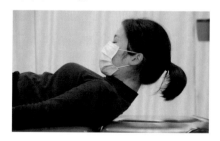 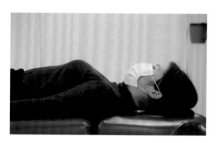

图 4-12　颈部屈曲训练　　　　　　　图 4-13　颈部伸展训练

7. 屈臂扩胸训练

屈两肘置于胸前，与地面平行，掌心向下。用力向两侧摆臂，使胸部充分扩开。每次 15 组，每天 2 次（见图 4-14 和图 4-15）。

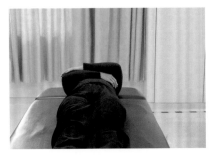
图 4-14　屈臂扩胸训练起始位

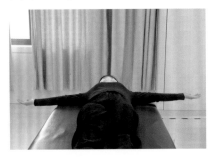
图 4-15　屈臂扩胸训练终末位

（二）急性轻型 / 普通型患者的肌力训练

1. 单桥训练

患者取卧位。患者在完成双桥运动后，可将一侧腿伸展悬空或搭于另一侧股骨远端，患者下肢支撑将臀部抬离床面。每次 10 组，每天 2 次（见图 4-16）。

2. 平地卷腹

患者取卧位，双膝屈曲 90°，脚平放于床面上。双手交叉于胸前或置于两耳旁，沉肩收腹，下颌微收，向上至肩胛骨离开床面，腰部固定，向下至肩胛骨平贴床面，向上呼气，向下吸气。每组 10 个，每次 3 组，每天 2 次（见图 4-17）。

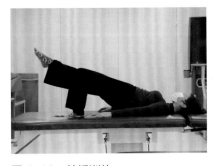
图 4-16　单桥训练

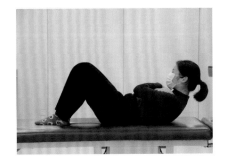
图 4-17　平地卷腹

3. 扭转卷腹

在卷腹的基础上，将方向改为交叉斜向卷腹，右侧上半身通过卷腹向左腿方向靠近，反之亦然。每组 10 个，每次 3 组，每天 2 次（见图 4-18）。

4. 平板支撑

患者取俯卧位，双肘弯曲支撑在床面上，肩膀和肘关节垂直于床面，躯干伸直，头部、肩部、胯部和踝部保持在同一平面，腹肌收紧，盆底肌收紧，脊椎延长，眼睛看向床面，保持均匀呼吸。每次 30～60s，每次 4 组（见图 4-19）。

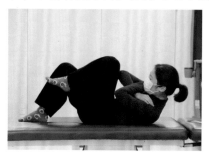
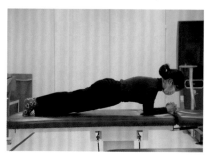

图 4-18　扭转卷腹　　　　　　图 4-19　平板支撑

5. 靠墙静蹲

患者取立位，双脚打开与肩同宽，脚尖向前，上身挺直靠墙，屈髋屈膝，下蹲保持，腰背贴紧墙壁，收腹，骨盆保持中立位，膝盖朝向第 2 脚趾方向，尽量保持小腿与地面垂直。每次 30～60s，每次 4 组（见图 4-20）。

6. 深　蹲

患者取立位，双脚分开与肩同宽，双膝正对第 2 脚趾方向。收腹挺胸，后背挺直，向下至大腿与地面平行或膝关节稍小于 90°，膝盖不要超过脚尖，向上至膝关节微屈，不要过伸。每组 10 个，每次 4 组（见图 4-21）。

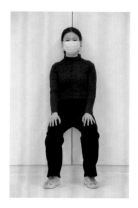
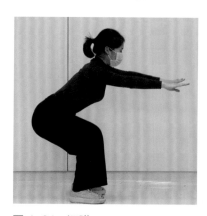

图 4-20　靠墙静蹲　　　　　　图 4-21　深蹲

二、软组织柔韧性维持

（一）上肢肌群牵伸

1. 肩关节前侧肌群牵伸训练

被动牵伸：患者肩关节外展 90°，肘关节屈曲 90°，外旋肩关节在无痛范围内到最大位置。过程中保持肩胛骨贴紧床面。患者也可进行自我牵伸（见图 4-22 和图 4-23）。

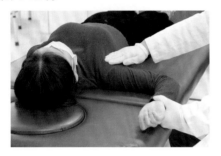 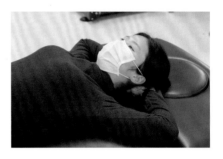

图 4-22 治疗师实施肩关节前侧肌群牵伸训练　　图 4-23 患者自我牵伸肩关节前侧肌群

2. 菱形肌和斜方肌中部牵伸训练

患者取侧卧位，上方手臂伸向对侧床沿。治疗师站在患者身后，双手放在上方肩胛骨上，两手拇指对接置于肩胛骨内侧缘，使肩胛骨远离脊柱（见图 4-24）。

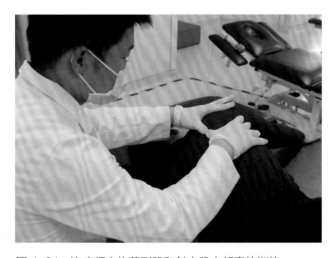

图 4-24 治疗师实施菱形肌和斜方肌中部牵伸训练

3. 肱二头肌牵伸训练

患者取仰卧位，将一侧肩置于床沿。肩关节于中立位尽可能后伸，并保持肘关节伸直，手心向内，以最大限度地牵伸肱二头肌（见图4-25和图4-26）。

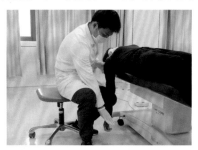 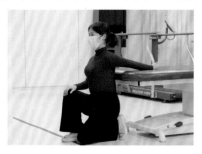

图4-25　治疗师实施肱二头肌牵伸训练　　　　图4-26　患者自我牵伸肱二头肌训练

（二）下肢肌群牵伸

1. 腘绳肌牵伸训练

患者取仰卧位，治疗师尽可能抬高其下肢，并保持膝关节伸直。注意：在整个牵伸过程中，始终保持将髋部平放在床面上，并且不引起任何疼痛。保持20～25s，放松5～10s，然后进行下一次循环，整个动作循环2～3次（见图4-27）。

2. 臀大肌牵伸训练

患者取仰卧位，治疗师将患者膝盖弯曲，抬起患者下肢尽可能靠近患者胸部。将两侧髋部平放于床上，以确保骨盆在牵伸时不出现旋转。保持20～25s，放松5～10s，然后进行下一次循环，整个动作循环2～3次（见图4-28）。

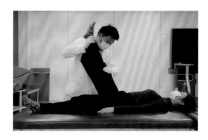 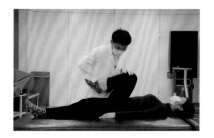

图4-27　治疗师实施腘绳肌牵伸　　　　图4-28　治疗师实施臀大肌牵伸

3. 梨状肌牵伸训练

患者取仰卧位，膝关节和髋关节均屈曲90°，向肩部方向牵拉，然后缓慢将下肢外旋。使骶骨保持在床面上，确保梨状肌的起始位置（见图 4-29 和图 4-30）。

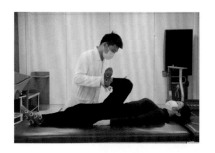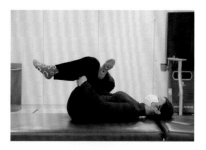

图 4-29　治疗师实施梨状肌牵伸训练

图 4-30　患者自我牵伸梨状肌

4. 髋外展肌牵伸训练

患者取仰卧位，治疗师将患者一侧下肢屈膝平放在床面上，跨过对侧下肢，并尽可能内收越过中线牵拉大腿（见图 4-31 和图 4-32）。

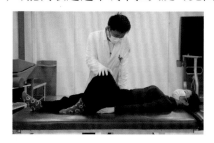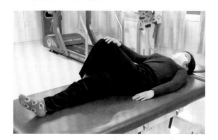

图 4-31　治疗师实施髋外展肌群牵伸训练

图 4-32　患者自我牵伸髋外展肌群

5. 髋关节内收肌牵伸训练

患者平卧于床上，治疗师握住其膝关节和踝关节，将患者下肢往外打开（见图 4-33）。

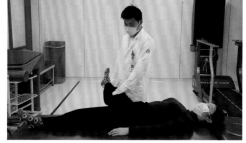

图 4-33　治疗师实施髋关节内收肌群牵伸训练

6. 股四头肌牵伸训练

患者取俯卧位，治疗师尽可能屈曲患者膝关节，尽可能使其足跟靠近臀部。整个牵伸过程中，患者髋部始终贴在床面上（见图4-34）。

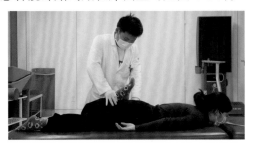

图4-34　治疗师实施股四头肌牵伸训练

7. 腓肠肌、比目鱼肌牵伸训练

患者取俯卧位，足部垂在床边。治疗师用手掌心抵住患者足部，使踝关节尽量背屈牵伸腓肠肌（见图4-35）。

膝关节屈曲90°，治疗师一手固定患者小腿下部，一手绕过其足跟，前臂抵住患者足部，尽可能使患者踝关节背屈，进行比目鱼肌牵伸训练（见图4-36）。

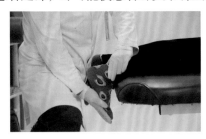

图4-35　治疗师实施腓肠肌牵伸训练

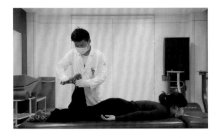

图4-36　治疗师实施比目鱼肌牵伸训练

（三）颈部与躯干肌群的牵伸

1. 斜方肌上部牵伸训练

患者取仰卧位，头部在无痛范围内转向对侧，并尽可能收下颌。治疗师一手置于患者枕骨部，一手放在患者肩上，同时向对侧用力，使肩部远离头部。患者可用对侧手辅助进行自我牵伸（见图4-37和图4-38）。

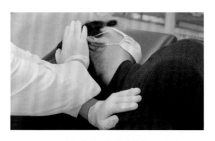

图 4-37 治疗师实施斜方肌上部牵伸训练

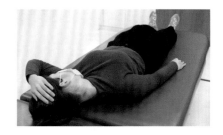

图 4-38 患者自我牵伸斜方肌上部

2. 斜角肌牵伸训练

患者取仰卧位，头部在无痛范围内向对侧屈曲，注意避免颈部旋转动作，保持鼻尖指向天花板。治疗师一手放在患者耳朵上方，一手放在患者肩部，向对侧发力，使头部远离肩部。患者可用对侧手辅助进行自我牵伸（见图 4-39 和图 4-40）。

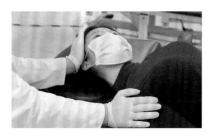

图 4-39 治疗师实施斜角肌牵伸训练

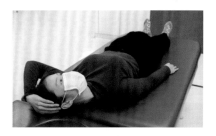

图 4-40 患者自我牵伸斜角肌

3. 肩胛提肌牵伸训练

患者舒适地坐在椅子上，保持中立位。收下颌靠近胸部，头部旋向对侧45°。治疗师一手放在患者头后部，另一手置于患者肩胛骨上部，向对侧施力，使其相互远离。患者可自我牵伸肩胛提肌（见图 4-41 和图 4-42）。

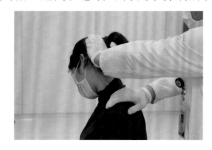

图 4-41 治疗师实施肩胛提肌牵伸训练

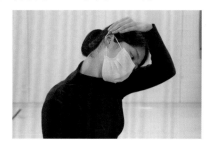

图 4-42 患者自我牵伸肩胛提肌

4. 躯干回旋肌牵伸训练

患者取侧卧位，屈髋屈膝 90°。治疗师一手固定患者髋部保持中立位，另一手置于肩前部，同时施力使躯干最大限度地旋转（见图 4-43）。

5. 背部伸肌群牵伸训练

患者端坐于椅子上，保持上背部直立，髋部尽可能向前弯曲。治疗师位于患者身后，将双手放在患者腰部施加向前的压力，拉长脊柱（见图 4-44）。

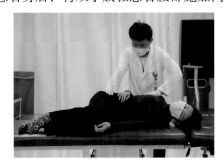

图 4-43 治疗师实施躯干回旋肌牵伸训练

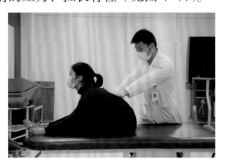

图 4-44 治疗师实施背部伸肌群牵伸训练

三、平衡能力训练

（一）仰卧位训练

仰卧位的平衡训练主要适合于早期卧床患者。患者取仰卧位，双手放于体侧或双手交叉手指相握，胸前上举，屈髋屈膝，足平踏于床面，患者将臀部抬离床面，尽量抬高，即桥式运动。当患者不能主动完成时，可根据情况给予一定的帮助。随着患者控制能力的提高，可逐渐调整桥式运动的难度，如由双桥运动过渡到单桥运动（见图 4-45 和图 4-46）。

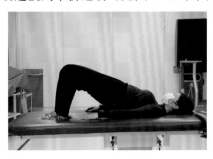

图 4-45 仰卧位，通过双桥进行平衡能力训练

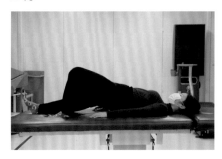

图 4-46 仰卧位，通过单桥进行平衡能力训练

（二）双膝跪位和半跪位训练

1. 静态平衡能力训练

患者取双膝跪位或半跪位，保持平衡（见图4-47）。

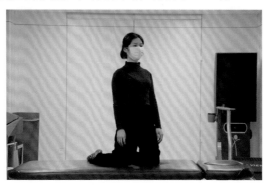

图4-47　跪位，静态平衡能力训练

2. 自动态平衡能力训练

患者跪于治疗床上或平衡板（球）上。①向各个方向活动：患者自己向各个方向活动身体，保持平衡。②抛接球训练：治疗师在患者的各个方向向患者抛球，患者接到球后，再抛给治疗师，如此反复。抛球的距离和力度可逐渐加大，以增加训练难度（见图4-48和图4-49）。

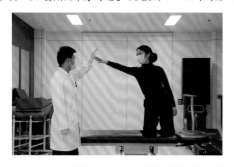
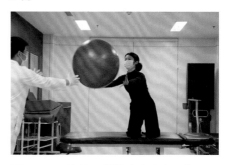

图4-48　跪位，患者触碰治疗师手自动态平衡能力训练

图4-49　跪位，抛接球自动态平衡能力训练

3. 他动态平衡能力训练

患者跪于治疗床上或平衡板（球）上，治疗师向各个方向推动患者。平衡板（球）提供了一个活动的支撑面，可增加训练难度（见图4-50和图4-51）。

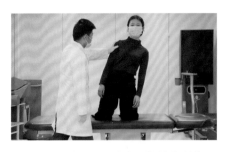

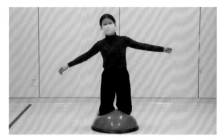

图 4-50　跪位，他动态平衡能力训练

图 4-51　跪位，平衡半球上他动态平衡能力训练

（三）坐位训练

1. 静态平衡能力训练

患者取端坐位保持静态平衡，开始时可接受辅助保持静态平衡（见图 4-52）。

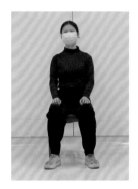

2. 自动态平衡训练

患者取坐位，治疗师可指示患者向各个方向活动，侧屈或旋转躯干，或活动上肢的同时保持端坐位平衡。治疗师位于患者的对面，手拿物体放于患者的各个方向，让患者来触碰。或者治疗师从不同的角度向患者抛球，并逐渐增加抛球的距离和力度（见图 4-53 和图 4-54）。

图 4-52　坐位，静态平衡能力训练

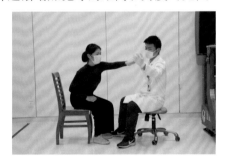

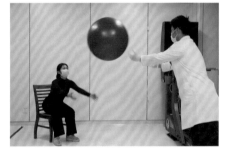

图 4-53　坐位，自动态平衡能力训练

图 4-54　坐位，自动态平衡能力抛接球训练

3. 他动态平衡能力训练

患者坐于治疗床上或训练球上，治疗师向各个方向推动患者，推动的力度逐渐加大，患者能够恢复平衡和维持坐位平衡。训练球提供的是一个活动的而且较软的支撑面，更难保持平衡，从而增加了训练的难度（见图 4-55 和图 4-56）。

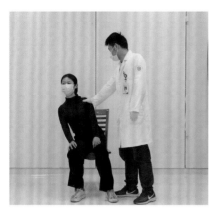

图 4-55 坐位，他动态平衡能力训练

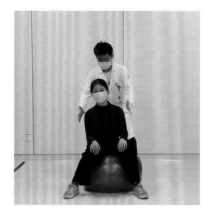

图 4-56 坐位，平衡球上他动态平衡能力训练

（四）站立位训练

1. 静态平衡能力训练

先进行辅助站立训练，再进行独立站立训练。在进行站立训练时，可以为其提供姿势镜以调整姿势。辅助训练可以由治疗师辅助患者，或患者自己使用助行架、手杖或腋杖等。在患者的静态平衡能力得到改善后，再进行独立站立训练（见图 4-57）。

2. 自动态平衡能力训练

方法较多，具体如下。

（1）向各个方向活动：站立时，足保持不动，身体交替向侧方、前方或后方倾斜并保持平衡；身体交替向左右转动并保持平衡（见图 4-58）。

（2）左右侧下肢交替负重：左右侧下肢交替支撑体重，呈金鸡独立状，每次保持 5 ～ 10s（见图 4-59）。

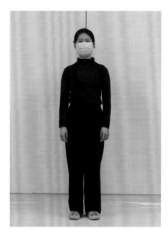

图 4-57 站立位，静态平衡能力训练

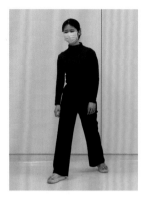

图 4-58　站立位，向各个方向活动进行自动态平衡能力训练

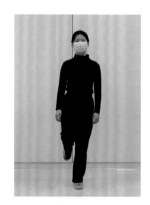

图 4-59　站立位，左右侧下肢交替负重自动态平衡能力训练

（3）触碰治疗师手方向：治疗师的手放于患者的正前方、侧前方、正上方、侧上方、正下方、侧下方等方向，患者试着触碰治疗师手方向进行训练（见图 4-60）。

（4）抛接球训练：在进行抛接球训练时，可以从不同的角度向患者抛球，同时可逐渐增加抛球的距离和力度来增加训练的难度（见图 4-61）。

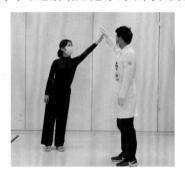

图 4-60　站立位，患者触碰治疗师手自动态平衡能力训练

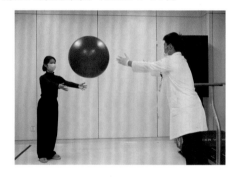

图 4-61　站立位，患者抛接球自动态平衡能力训练

3. 他动态平衡能力训练

（1）向不同方向活动：治疗师站于患者旁边，向不同方向推动患者，并可以逐渐增加推动的力度和幅度，增加训练的难度。同时可以改变患者支撑面来增加难度，如从硬而大的支撑面上训练过渡到软而小的支撑面上训练；也可以缩小支撑面，并足站立或单足站立，从睁眼到闭眼，增加难度。

（2）活动的支撑面上训练：可以给患者提供活动的支撑面（如平衡板）进行站立，进一步增加训练的难度，然后治疗师向各个方向推动患者（见图4-62和图4-63）。

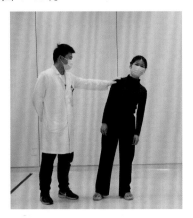

图4-62　站立位，治疗师推动患者进行他动态平衡能力训练

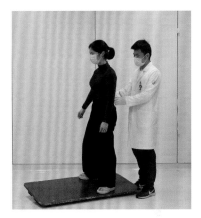

图4-63　站立位，在活动的支撑面上，治疗师推动患者进行他动态平衡能力训练

四、心肺耐力：训练方案及实操

传染性呼吸疾病患者在进行有氧训练前，首先应在医生指导下进行心肺运动试验（cardiopulmonary exercise test，CPET）评估。具体方法如下：患者坐于功率车上，空载踏车热身2min，然后自5W开始以20W/min负荷幅度递增，患者保持50～60r/min的转速直至力竭或者出现胸闷气喘等不适症状即终止评估，此时记录患者所能达到的最大功率作为确定患者康复训练强度的依据。

以高强度间歇训练CPET峰值功率的70%作为训练强度，每次训练3组，每组训练10min，组间休息5min，总时间为40min，每周训练3～5次。训练前后均有5min的准备活动和放松活动。具体训练动作如下。

（一）功率车训练

功率车训练的运动形式为功率自行车训练（见图4-64）。运动强度根据症状限制的递增功率运动试

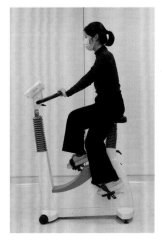

图4-64　功率自行车训练

验测定的最大运动功率（W_{max}）进行确定，初始强度为 70% 的 W_{max}；在连续完成 2 次预设的训练强度后，以 10% W_{max} 的梯度递增。训练过程中，将心率控制在 140 次 / min 以下；当自我感觉有轻微到中度的呼吸困难时，终止训练。

（二）慢跑训练

患者可在室内跑步机或者室外进行慢跑训练，跑步速度控制在 5.5 ～ 6.5km/h，当自我感觉有轻微到中度的呼吸困难时终止训练（见图 4-65）。

（三）上下台阶训练

患者站立于台阶前，进行双脚交替上下台阶训练，当自我感觉到有轻微到中度的呼吸困难时终止训练（见图 4-66）。

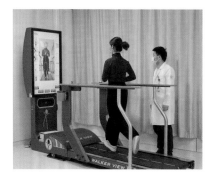

图 4-65　跑步机上慢跑训练

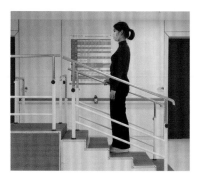

图 4-66　上下台阶训练

（四）开合跳训练

患者起始取站立位，开始训练时双手与双脚同时打开呈 "X" 形，然后收回到起始位，如此反复。当自我感觉有轻微到中度的呼吸困难时终止训练（见图 4-67 和图 4-68）。

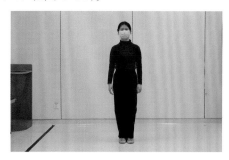

图 4-67　开合跳训练起始位

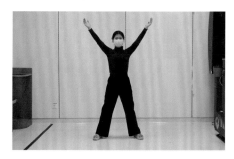

图 4-68　开合跳训练终末位

（五）仰卧夹球卷腹训练

患者平躺于瑜伽垫上，双腿打开并且夹住一个健身球，双手高举过头顶。当开始动作时，将双手向上抬起，同时双腿夹住健身球也向上抬起。此时，将我们双手与夹球的双脚同时靠拢，在达到极限后，将双手与双脚置于起始位，重新开始动作。当自我感觉有轻微到中度的呼吸困难时终止训练（见图 4-69 和图 4-70）。

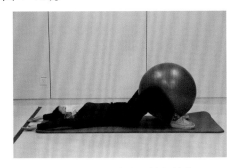
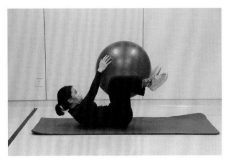

图 4-69　仰卧夹球卷腹训练起始位　　　　图 4-70　仰卧夹球卷腹训练终末位

参考文献

[1] 喻鹏铭，何成奇，高强，等. 新型冠状病毒肺炎患者全周期物理治疗操作规范和建议 [J]. 中华物理医学与康复杂志，2020, 42(2): 102-104.

[2] Bercker S, Weber-Carstens S, Deja M, et al. Critical illness polyneuropathy and myopathy in patients with acute respiratory distress syndrome[J]. Crit Care Med, 2005, 33(4): 711-715.

[3] Campellone JV. Respiratory muscle weakness in patients with critical illness neuromyopathies: a practical assessment[J]. Crit Care Med, 2007, 35(9): 2205-2206.

[4] Dhand UK. Clinical approach to the weak patient in the intensive care unit[J]. Respir Care, 2006, 51(9): 1024-1040,discussion 1040-1041.

[5] Hodgson CL, Tipping CJ. Physiotherapy management of intensive care unitacquired weakness[J]. J Physiother, 2017, 63(1): 4-10.

[6] Morris PE, Berry MJ, Files DC, et al. Standardized rehabilitation and

hospital length of stay among patients with acute respiratory failure: a randomized clinical trial[J]. JAMA, 2016, 315(24): 2694-2702.

[7] Schweickert WD, Hall J ICU-ac-quired weakness[J]. Chest, 2007,131（5）：1541-1549.

[8] Tennila A, Salmi T, PettilaV,et al. Early signs of critical illness polyneuropathy in ICU patients with systemic inflammatory response syndrome or sepsis[J]. Intensive Care Med, 2000, 26(9): 1360-1363.

[9] van der Schaaf M, Beelen A, de Vos R. Functional outcome in patients with critical illness polyneuropathy[J]. DisabilRehabil, 2004, 26(20): 1189-1197.

[10] Visser LH. Critical illness polyneuropathy and myopathy: Clinical features, risk factors and prognosis[J]. Eur J Neurol, 2006,13(11): 1203-1212.

[11] Young GB, Hammond RR. A stronger approach to weakness in the intensive care unit[J]. Crit Care,2004, 8(6): 416-418.

[12] Wollersheim T, Grunow JJ, Carbon NM, et al. Muscle wasting and function after muscle activation and early protocol-based physiotherapy: An explorative trial[J]. J Cachexia Sarcopenia Muscle, 2019, 10(4): 734-747.

（张大威　章晓峰　章闻捷　朱科赢　陈昭名　廖　锋　李伟利　王文诗）

第五章

心理康复

第一节　传染性呼吸疾病相关的心理问题

传染性呼吸疾病因其传染性高、患病率高及死亡率高，故极易在人群中引发广泛的恐慌情绪，一些人甚至闻"肺炎"色变。尤其此次新型冠状病毒肺炎疫情发展迅猛，传播广泛，持续时间长，加之一系列严格的防控措施，有些群众出现了不同程度的心理问题，甚至心理障碍。

一、常见心理问题

（一）焦虑情绪

焦虑情绪是最常见的心理问题，如紧张、担心、怀疑、害怕、不安、恐惧、失控，以及由一些细微身体不适引起的过度关注、警觉性增高等。

（二）抑郁情绪

在焦虑情绪的背景下，易引发或伴发其他负面情绪，如沮丧、忧郁、悲伤、绝望、自责等，严重者甚至会产生消极的念头。

（三）躯体症状

心理上的不适感会引起生理上的不适症状，表现为多个系统的多组躯体症状。这些症状无器质性病变基础，或不能用当前的器质性病变予以解释，如心血管系统的心慌、心悸、濒死感；呼吸系统的呼吸困难、堵塞感；消化道系统的食欲下降、反酸、嗳气、腹胀、腹泻、打嗝；神经系统的头痛、头晕、手脚麻木、出汗；泌尿系统的尿频、尿急、夜尿增多等。

（四）睡眠症状

睡眠症状可表现为入睡困难、眠浅、早醒、再入睡困难、多梦、噩梦等，可以单独发生，也可伴随上述焦虑、抑郁、躯体症状等同时或先后发生。

（五）认知行为改变

认知改变包括注意力不集中、记忆力减退、工作效率降低、不能把思想从危机事件上转移开等。行为改变包括反复洗手消毒、反复检查、不敢出门、害怕见人、暴饮暴食或自残自杀等。儿童则易出现过度依赖、发脾气、攻击行为或退缩行为。

二、案例展示

求助者，向先生，在杭州工作。春节前到武汉丈母娘家过年，本打算待3～5天就回杭，孰料遇到疫情突发，武汉封城。一时间全国危机四伏，武汉更是疫情重中之重，每日攀升的疫情数据让人心惊胆战。向先生身处疫情中心，更是真切感受到这种巨大的压力，每天不停地刷微博、抖音和朋友圈，参与各种讨论，有时至半夜也不睡觉，次日一醒就赶紧查看新闻。每天被各种新闻、谣言、辟谣"轰炸"，向先生渐渐感到晚上想睡的时候睡不着，早上想起的时候起不来，头昏脑胀，疲乏无力。过了2周左右，向先生眼看解封的日子遥遥无期，开始担心自己的工作，害怕失业以及随之而来的经济压力。他越想越担心，越担心越紧张，一紧张就感到心慌胸闷，严重时甚至喘不上气，说不出话，四肢冰凉，直冒冷汗。休息一会儿或转移注意力能自行缓解，可是没过多久，他一想到工作或疫情，就会再次出现上述症状。向先生变得非常紧张，害怕症状再发，不敢看新闻，不想听到关于疫情的任何消息。他由此变得闷闷不乐，觉得来武汉是一个错误的决定，非常懊悔，因此每天愁眉苦脸，唉声叹气。

三、专业分析

向先生既往身体健康，在此次疫情中高度关注疫情发展，将注意力过度集中于疫情上，摄入大量与疫情相关的消息导致失眠，出现心烦、紧张、担心等焦虑情绪和睡眠问题，随之伴有心慌、胸闷、喘气困难、出汗、疲乏无力等躯体症状，可自行缓解，但担心再次发作，出现预期焦虑。同时，他还出现了不敢看新闻的回避行为。时间一久，又出现了闷闷不乐、懊悔、自责的抑郁情绪。这些表现均提示向先生在疫情的影响下出现了一系列的心理问题，而且这些心理问题常常不是单个独立出现的，而是相互影响，以症状群的形式出现。因此，需要给予向先生专业的心理康复指导，帮助其在疫情中放松情绪，改善躯体症状，消除错误的认知，并建立积极、健康的行为模式和良好心态。

第二节　心理康复的重要性

一、心理康复概述

20世纪90年代，WHO对康复重新进行了定义：康复指综合协调地应用各种措施，最大限度地恢复和发挥病、伤残者的身体、心理、社会、娱乐、教育和周围环境相适应方面的潜能。心理康复是康复医学的重要内容之一，其运用系统的心理学理论和方法，从生物—心理—社会角度出发，对患者的心理问题进行干预，以恢复到原先正常的、健康的心理状态，消除相关的躯体不适，恢复社会功能，提高患者的生活质量和心理健康水平。

二、心理康复的意义

心理康复的及时介入和有效实施，不仅可以阻止心理问题进一步发展为心理障碍，而且对患者快速恢复心理健康、回归社会具有十分重要的意义。尤其当社会面临重大公共卫生事件时，人群中普遍弥漫着焦虑、害怕、恐慌、迷茫等负面情绪。这些情绪不仅使个人承受巨大的心理压力，而且给家人、社会带来很多不良影响。因此，识别人群中存在的心理问题，并及时给予心理康复干预，是至关重要的。

第三节　心理康复的对象

传染性呼吸疾病传播快速，且每个人都是易感者，因此会对不同人群产生多方面的不同程度的心理影响。

一、未感染者

未感染者是相对的，在面对强传染性疾病时，说不定就会变成感染者。因此，对未知状况的不确定性会导致未感染者出现不同程度的心理问题。在此次新冠肺炎疫情期间，各种新闻和消息铺天盖地，真新闻和假消息令人目不暇接，民众又无法判断真伪，这就进一步加剧其心理问题的发生，尤其曾有心理问题或精神疾病史的患者更易出现心理问题。

二、被隔离者

被隔离者一般指密切接触患者但尚未发病的人群。这类人群不同于未感染者，他们的发病风险很高，可能随时发病，因此心理压力很大，出现心理问题的概率也更高。除焦虑不安、恐惧担忧等心理情绪外，还可能出现一些反刍思维，如反复回忆一些与患者接触的细节，陷入懊悔自责的情绪中，并导致认知行为改变，如过分关注自己的身体变化，稍有不适，担忧的情绪就会加重。此外，被隔离者还可能出现反复的清洁行为，如不停洗手、洗澡、擦拭等。

三、疑似和确诊患者

随着疾病发生的可能性越来越大，患者的心理压力也越来越大，并可出现多种心理问题。而且随着病情的演变，心理问题在不同阶段也会发生改变，如刚确诊时是恐慌，到恶化时是恐惧、悲观、厌世。患者的心理状态甚至每天每小时都可能不同，可能出现很大的波动。而一些细微的身体变化或错误的认知也可能导致患者心理崩溃。

四、感染者家人

感染者家人是一个非常特殊的群体，他们虽然是未感染者，但是家人的感染同样会给他们造成巨大的心理压力，尤其在感染者病情出现波动、恶化时，他们不仅要面对自身可能被感染的恐惧，还要承受对亲人的担忧甚至要承受可能失去亲人的痛苦、悲伤等负面情绪。

此外，还有很多特殊人群也面临严峻的心理挑战，如在一线工作的医护人员、制定重大卫生决策的公务人员、实施全体防控措施的基层政府工作人员以及保障民生的后勤保障人员。由于他们所处的工作岗位不同，感染疾病的风险也不一样，加之每个人的心理素质、状况不同，因此出现心理问题的概率和程度也不尽相同。总之，疫情持续时间越长，各类人群的心理压力就会越来越大，各种心理问题也会频繁出现。及时进行有效的心理干预和心理康复，不仅可以最大限度地减少可能影响个人生活、工作乃至社会稳定的心理问题的发生，而且可以促进广大民众的心理健康，维护社会安定。

第四节　心理康复的步骤

一、充分的心理评估

如暂时没有条件前往医院就诊，患者应进行初步的自我评估。评估量表可选择简单的广泛性焦虑障碍量表（Generalized Anxiety Disorder，GAD-7）和抑郁症筛查量表（Patient Health Questionnaire-9, PHQ-9），如评估结果提示阳性，则可选择在网络平台或医院的在线平台咨询医生，由他们进行充分、客观的评估和解读。但即使评估结果没有提示阳性，也不能忽视对心理状态的关注，定期评估有助于患者了解自己的心理健康水平。

二、自我康复

对于一些症状较轻的相对比较单纯的心理问题，患者可以选择合适的心理康复方法进行自我训练和康复。这些方法简单易学，不需要专业的心理康复知识，不受场地和设备的限制，可随时随地开展训练。

三、由心理治疗师进行心理康复

对于一些症状较重的相对比较复杂的心理问题，患者往往无力进行自我康复，此时就需要心理治疗师介入。针对不同的心理问题，医生可以提供心理咨询和疏导、心理支持治疗、行为治疗等，帮助患者提高心理调控能力，克服紧张、担心、忧虑等负面情绪，加强对伴发的躯体症状的认识，增强自我意识，以健康、积极的心态面对疾病。

第五节　常用心理康复方法

一、由专业心理治疗师提供的心理康复方法

（一）心理支持疗法

心理支持疗法的目标是帮助治疗对象学会应对症状发作，以防发生更加严重的心理疾病。对于相对健康的人，则是帮助他们处理一些暂时的困难。例如：

求助者：我很害怕、担心，而你看起来很淡定，我也想这样，可是我做不到。

心理治疗师：谢谢，做起来总比想的难多了。

这就是一种支持性的表达方法，心理治疗师可以像父母一样给予求助者安慰、鼓励和包容。当一个人在心理上受挫时，最需要的莫过于他人的安慰、同情和关心。因此，这种康复方法的首要目标就是为求助者提供所需要的心理支持，以协助求助者度过困境、处理问题、应对心理上的挫折。其次是协助求助者端正对"挫折""困难"的看法，如疫情常使人变得紧张、警觉性增高。心理治疗师可以帮助求助者了解这是人本能的一种防御性机制，在一定的合适范围内是有益于身体的。接纳自己的紧张不安，调整对疫情的感受，常能改变自己对待困难的态度，最终走出困境。再次，可以帮助求助者对可利用的内外资源进行分析，最大限度地利用这些资源，以应对心理压力和心理问题。这些资源包括是否有家人支持、周围环境是否安全、社会是否可提供一定的帮助等。当一个人心理上面临困境时，常常会忘记这些资源，低估自己的潜力，忽略别人可以提供帮助的情况，而心理治疗师可以对其进行适当的引导，帮助其渡过难关。最后，要与求助者一起分析，寻求应付困难和挫折的方式、方法，并指导其选用适合自己的方式、方法。如因为害怕父母担心，不敢轻易暴露自己的焦虑，使劲压抑自己，这就是不健康的处理方式。因此，心理支持疗法的重点应该是分析、指导求助者采取何种方式科学地处理心理困境。

常用的心理支持疗法包括倾听、解释、鼓励、保证、指导、合理化和重构等。

1. 倾　听

了解和掌握求助者存在的心理问题或心理障碍，帮助求助者宣泄负面情绪，释放内心的痛苦、体验。心理治疗师可以提供言语上的支持，如"我了解""你一定很担心"；也可以握着求助者的手，轻拍他的背，表示你在倾听并非常同情他的遭遇。

2. 解　释

用通俗的、实事求是的语言向求助者解释传染性呼吸疾病的临床表现、传染途径和防控方法，消除求助者因对疾病缺乏了解、过度解读而带来的心理压力。

3. 鼓　励

针对求助者的具体情况，给予适当的鼓励，如鼓励他做一些家务、进行一些娱乐活动，以转移注意力；而不是鼓励他做实际上做不到的事情。

4. 保　证

心理治疗师客观、明确地告知求助者预后，以唤起他对治疗的希望。例如"你目前不能工作，出现紧张、担心情绪，这是'正常'的。等疫情过去，工作恢复、收入稳定后，一定会好起来的。""正常化"对大多数人而言是一种恰当的保证技术，但切勿信口开河、轻易许诺。

5. 指　导

指点和示意求助者做什么、怎么做，以减轻其心理压力。例如，在疫情期间，可以减少对疫情的关注，做一些其他的事情来转移注意力，如整理房间、看电视等；此外，还可以每天给自己制订一个计划，养成规律的生活习惯。

6. 合理化和重构

帮助求助者从不同的角度看待事物。例如，求助者抱怨父母唠叨，不能忍受。心理治疗师可以回复："这是老年人的常见现象，尤其在疫情期间，他们可能也很紧张、担心。是什么原因让你明明知道这些而不能忍受呢？"

（二）焦点解决短期心理治疗

焦点解决短期心理治疗的方法强调如何解决问题，而非发现问题的原因，以正向的、朝向未来的、朝向目标的积极态度促使改变的发生。寻找成功的经验，从一小步的改变做起，以促使求助者的困扰得到逐步减轻。其治疗过程主要包含两个部分：一是在求助者的主观架构中，发展出正向描述的、小的、具体的、设定良好的正向目标；二是以"例外"为根基，发展出多元的解决策略。

其主要技术包括提问技术、正常化技术、预设性询问技术、刻度化询问技术、赞许技术、奇迹询问技术、例外询问技术、应对询问技术等。

1. 提问技术

以开放式的问题为主，如"你最近遇到的最困难的事情是什么？""面对疫情，你有什么感受？""这些感受持续多长时间了？"减少问"为什么"。该技术的运用是要澄清心理问题。

2. 正常化技术

如求助者抱怨："我已经 2 个月没上班了，疫情之后工作也很难找。"那么，心理治疗师则应该回复："你目前没有工作，没有收入，的确很容易让人焦虑，疫情对很多人的工作造成了影响，尤其是一些受疫情影响较大的职业领域。"目的是提醒求助者不要过度关注自己的问题，要跳出来看问题，或从积极的角度看问题。

3. 预设性询问技术

采用一些暗示性语言，以影响、改变求助者的想法，引导其往积极方面思考。建议在建立良好关系的前提下应用该技术，如"你希望自己有什么样的身体状况？""你今天来想要获得什么帮助？"使用"帮"这样的语言，暗示求助者需要为自己负责任，心理治疗师只是帮忙，如何帮忙，需要求助者自己告诉他。这样一来，求助者的自主性就会逐渐提高。

4. 刻度化询问技术

利用数值协助求助者以比较具体的、形象的方式描述一些抽象的概念或体验，如"假如你以最好的状态给自己评分为 10 分的话，1 分最差，你会给自己的状态评几分？"

5. 赞许技术

在求助者出现积极的变化或心理治疗师发现积极因素后，给予求助者发自内心的一种欣赏。求助者为寻求进步所采取的任何行动和努力都值得赞许，因为这也是他为达到目标所做出的尝试。此外，这些积极因素还包括求助者在突破困境的过程中做出的承诺、许下的愿望，求助者本身所具备的个性特质（如成熟、机灵、睿智、理智、合作），以及他们对待困境或给自己带来困扰的事件时的态度、想法和决定等。例如，求助者是一线救援人员，则可以直接说出你的赞美"我很佩服你的勇气"；或者引用第三者给求助者的赞美"你的同事都觉得你很有责任感"。此外，也可以通过问问题的方式，让求助者说出对自己的赞美。例如"在这次援鄂医疗中，你觉得自己做得最好的方面是什么？"在实施这项技术时，需注意避免一些可能起反作用的赞美，如不贴近事实的、求助者深受其苦的、太过刻意的赞美，以及太夸张致求助者都不太敢相信的赞美。

6. 奇迹询问技术

奇迹询问技术是一种最具焦点特色的谈话技术，其始终向求助者传递这样一个信息：未来是可以创造的。例如，对于一个极度焦虑、深陷痛苦的求助者，心理治疗师可以采取"水晶球"式的问句："如果在你的面前，有一个水晶球，想象一下，当疫情结束了，隔离解除了，你会看到你的生活有什么不一样？"这个技术的关键在于求助者想要一个什么样的生活，而不是探讨问题的原因。然后，心理治疗师引导求助者找出适合自己的解决方法，并引导求助者去想象，当他的问题不再是问题时，他的生活景象会如何，将他的焦点从现在的问题转移到未来的另一个比较满意的生活状态。对一些已经确诊的比较严重的传染性呼吸疾病患者，则可以直接问："如果疾病治疗的奇迹发生了，你的生活会有什么不一样？"促发其心里对康复的美好愿望，产生积极的心理应对。

7. 例外询问技术

凡事均有例外，有例外就有解决的方法。心理治疗师的职责是协助求助者找出例外，引导他去看他所抱怨的问题没有发生或没有那么严重的时候，到底发生了什么事。通过例外，引导求助者产生对解决方案的思考，增加求助者的自信。例如：

心理治疗师："你提到，当你没有看疫情新闻的时候，你的心情能稍微平静一点，是吗？"

求助者："好像是的，我爱人经常让我做一些木工活。在做这些事情的时候，我好像没有那么紧张，但只要一安静下来，我就会想到疫情的新闻，不由自主地紧张、担心起来。"

心理治疗师："那你在做木工活的时候，是怎么控制自己不要想疫情了呢？"

求助者："在做木工活的时候，我主要在考虑木工到底怎么做，好像自然就忘记了疫情。"

8. 应对询问技术

相信求助者一定为解决自己的问题努力过，而心理治疗师有必要让求助者意识到，他已经做了很多努力，而且是有效果的。例如，对于在疫情中失去亲人的求助者，则可以问："我很难过，发生了这么多难过的事情，我不知道你是怎么面对的，你是怎么做的，才能一步一步走到今天？"以此引导求助者去看自己做了什么使情况没有变得更糟。其中隐含着求助者具备一定解决问题的力量和资源。

（三）行为矫正技术

求助者可以通过学习和训练，调整或改变原来的异常行为，代之以新的健康行为，从而实现心理的康复。在实施过程中，首先要向求助者示范一个正确的行为，然后要对示范的动作进行恰当的描述，并给予重复指导。此外，还要安排大量的练习，确保求助者掌握技能的重要环节。当求助者的模仿行为出现错误时，应及时给予矫正。常用的矫正方法有松弛疗法、系统脱敏疗法、满贯疗法、厌恶疗法等。

1. 松弛疗法

一个人的心情、反应包含"情绪"和"躯体"两部分。松弛疗法可以由人的意识控制"随意肌肉"的运动，使其松弛，继而放松情绪，培养轻松的心情，促进心理康复。在传染性呼吸疾病暴发期间，生活、工作、交际的隔离以及对生命安全的威胁都是一种强烈的应激因素，不但会引起生理反应，如血压增高、心率加快、呼吸急促、肌张力增加等，还会引起心理反应，如过度的焦虑、恐慌、情绪激动等。

2. 系统脱敏疗法

首先，通过松弛训练让求助者学会放松，使其在出现情绪反应时能通过放松进行对抗。接着，将引起求助者焦虑或恐惧反应的场景按焦虑、恐惧强度由弱到强的顺序排列。然后，向求助者描述最低级别引起焦虑的场景，可用图片、音频、视频、模型、实物等代替，等求助者放松之后，再展示更高级别的场景，直到求助者完全放松为止。

3. 满贯疗法

满贯疗法又称冲击疗法，其与系统脱敏疗法的顺序刚好相反，它不需要放松训练，而是向求助者一下子呈现最强烈或大量的恐惧、焦虑刺激，使求助者因焦虑、紧张而出现心慌心悸、呼吸困难、面色发白、四肢发冷等自主神经系统反应。当求助者发现最可怕的灾难没有发生时，焦虑反应也就相应消退了。

经过反复的刺激，让求助者觉得没有什么了不起，慢慢地就不害怕了。但对于一些体质虚弱，既往有心脏病、高血压和承受力低的求助者，不能使用该方法，以免发生意外。

4. 厌恶疗法

将求助者需要帮助的心理问题或异常行为，与某种不愉快的或厌恶性的刺激结合起来，在出现症状时，立即给予一种厌恶性的、惩罚性的刺激，从而使求助者对心理问题或异常行为产生厌恶而使其逐渐消退。例如，求助者在疫情期间出现反复清洁、洗手等行为，可在求助者的手腕上套一根橡皮筋，当出现过多清洁或洗手情况时，立即弹一下橡皮筋，使其产生疼痛，经反复多次练习，在清洁行为与疼痛建立一定的条件反射后，那么求助者因厌恶疼痛就会相应地减少清洁行为。

（四）音乐疗法

音乐的频率和节奏，以及有规律的声波振动是一种物理能量，而适度的物理能量会使人体产生和谐的共振，直接影响人的脑电波、心率和呼吸节奏等，并进一步改善人的情绪，激发感情，振奋精神。可根据求助者的具体心理问题、人格特点、所处环境以及职业特点选择音乐，如消极的人宜听雄伟、粗犷、令人振奋的歌曲，急躁的人宜听节奏慢、让人思考的音乐，一线救援人员可以听一些诗情画意、充满信心的音乐。

此外，还有一些心理康复方法（如家庭治疗、集体心理治疗等）因需要多人聚集治疗，故不适合在传染性呼吸疾病流行期间采用；在疫情结束后，如仍存在心理问题，则可酌情选用。上述心理康复方法均应在专业心理治疗师的指导下应用，尤其满贯疗法导致的急性焦虑发作可能导致血压升高、心率加快，故必须在确保求助者安全的情况下实施。

二、自己可以练习的心理康复方法

一些心理康复方法简单、易行、容易掌握，患者在家自行练习就能取得较好的康复效果。

（一）蝴蝶拍技术

蝴蝶拍技术是一种自我安抚、寻求和促进心理稳定的方法，可以帮助患者增加安全感和积极的感受，从而使其情绪趋于稳定、身心恢复平衡。

患者找一个舒服而稳定的姿势坐好，双脚稳稳地放在地面上，双手自然地垂在腿上，脊背挺直但不僵硬，让全身放松下来。眼睛可以轻轻闭上，或微微眯着，专注于前方一点。双臂在胸前交叉，右手在左侧，左手在右侧，像蝴蝶的翅膀一样轻抱着自己对侧的肩膀。双手轮流轻拍自己的臂膀，左一下、右一下为一轮。慢慢地深呼吸。深深地吸气，吸气时感觉新鲜的氧气通过鼻腔进入身体，腹部慢慢地鼓起来；缓缓地呼气，呼气时感觉身体内的浊气都排到了体外，腹部慢慢地回缩。观察自己的心里和体内流动的东西（想法、想象、声音、气味、情感和躯体感觉），不要去改变、评判或推开自己的想法。

轻拍 4 ～ 6 轮为一组。完成一组停下来，深吸一口气，体会身体的感受。患者可以从日常生活中或既往经历中选择一件自己觉得愉快 / 有成就感 / 感到被关爱或其他正性体验的事件及积极体验的画面，仔细体会它带给自己的身体感受。如果好的感受不断增加，那么可以继续进行下一组蝴蝶拍。如果在轻拍的过程中出现负性内容，那么可以告诉自己"没事，现在只需留意到积极的方面，不好的内容以后再处理"。

结束蝴蝶拍后，可以用一个关键词（如温暖、力量、平静等）来代表这个事件，联想这个关键词继续做几组蝴蝶拍。也可根据需要，适当增加蝴蝶拍组数。

（二）着陆技术

"着陆"即接地气之意，着陆技术是众多情绪稳定化技术之一，是与当下链接的技术，常用于放松情绪。着陆技术的原理是把注意力从内在的思考转回到外部世界，当注意力与现实结合时，就顾不上体验焦虑了。此法意在引导患者处于焦虑状态时，通过体验做事来减弱焦虑感。

具体操作如下。

患者以一个觉得舒服的姿势坐着，不要交叉腿或胳膊。

慢慢地深呼吸。

看看周围，说出 5 个以上你能看到的让你不难过的物体，如"我看见了墙、地板、墙上的画、一张桌子、一把椅子"。

慢慢地深呼吸。

说出 5 个你能听到的不让你悲伤的声音，如"我听到一个女人在说话、自己的呼吸声、关门声、打字声、电话铃声"。

慢慢地深呼吸。

说出 5 个你能感觉到的不让你悲伤的事情，如 "我能用手感觉到这个木质的扶手、鞋子里面的脚趾头、背靠在椅子上、在我手里的毛毯、我的双唇紧贴在一起"。

慢慢地深呼吸。

说出你看到的周围存在的 5 种以上的颜色。例如，说出你坐的地方的 5 种颜色，看到有蓝色的东西了吗？黄色的呢？绿色的呢？红色的呢？白色的呢？

（三）"保险箱"技术

"保险箱"技术是一种负面情绪处理技术，通过有意识地排挤心理问题，从而使自己在比较短的时间内从压抑的情绪中解放出来。

找一个安静、舒服的地方坐着或躺着，闭上眼睛，尽可能放松身体。然后，把自己的注意力从外界收回，放到自己的呼吸上。深深地吸气，缓缓地吐气……现在在自己的脑海里想象一个保险箱，它可以是你以前见过的一个真实的保险箱，也可以是你想象的一个保险箱。

接下来仔细看看，它是什么颜色的？

它是什么材质的？

它有多大（多高、多宽、多厚）？

这个保险箱的内部结构是怎样的？

再仔细观察这个保险箱的细节：箱门是否容易打开？开关箱门的时候有没有声音？保险箱的锁是怎样的？是有密码的吗？还是有一个实物的锁？

你看着这个保险箱，并试着关一关，它是否绝对牢靠？

接下来，你最近感到烦恼的东西，它们可能是一些画面、声音、记忆、事件，还可能是一些人或者一些情绪感受（如孤独、悲伤、愤怒、恐惧）……不论它们是什么，都把它们想象成一个个有形的实体，如一块石头、一张网、一个球、写着念头的小纸条、一本书、一个毛绒玩具……然后将它们慢慢地、小心地打包好，使它们变得足够小，最后一个接一个地都装进这个保险箱里。

装进去后，设计一个只有自己知道的密码，并将这个保险箱锁好。再检查一下保险箱是否已经足够安全，不会被别人打开。

接下来，把这个保险箱放到一个只有你自己知道的，任何人找不到的地方，你可以想象任何一个地方，如像外太空或者深海海底、遥远沙漠的沙子里，或者一个从来没有人去过的小岛……你准备把保险箱放在哪里呢？

现在世界上除了你，别人不会知道有这样一个保险箱存在，这些烦恼和痛苦的感受都被存放在了那里，它们不会再来打扰你。

（四）肌肉放松训练

渐进式肌肉放松训练是最常用的肌肉放松训练，循序渐进地放松每组肌肉群，最后使全身达到放松状态。

你可以选取简易的坐姿，挺直腰背部，轻轻地闭上双眼，双手自然地放于双膝上，调整呼吸，抛开一切杂念，置身于感受自身—呼—吸的氛围中。

随后，进行渐进性肌肉放松训练。肌肉放松顺序为左侧手臂、手、肩部肌肉→右侧手臂、手、肩部肌肉→颈部肌肉→前额、眼睛、头皮→下颌和嘴→胸部→腹部→腰部→臀部→左侧大腿、小腿、脚→右侧大腿、小腿、脚，逐步进行交替的收缩和放松动作，收缩动作持续 10 ～ 15s，放松动作持续 15 ～ 20s，每个部位重复训练 3 次（肌肉放松的顺序可以由上至下，也可以相反顺序）。

第六节　严重心理问题的专业救援

有些心理问题，如刺激因素太强、个体承受能力较弱，可能导致急性惊恐发作、急性应激障碍、创伤后应激障碍等较为严重的心理障碍。这些心理障碍可引起明显的痛苦体验、职业或其他重要方面的功能受损。除给予紧急危机干预和心理治疗外，必要时还要寻求精神科医生的帮助；精神科医生可给予患者药物治疗，如应用抗抑郁药、抗焦虑药、镇静催眠药等，帮助其脱离心理困境，解除躯体不适，快速恢复心理健康。

总之，传染性呼吸疾病流行期间是民众心理问题暴发的高峰时间。高度关注民众心理健康，并采取切实、有效的心理康复措施，不仅有利于促进个人心理康复，最大限度地降低疫情造成的危害，而且能促进社会稳定，助力疫情后快速复工复产。

参考文献

［1］国家卫生健康委办公厅，国家中医药管理局办公室 . 关于印发《新型冠状病毒肺炎诊疗方案（试行第七版）》的通知（国卫办医函〔2020〕145 号）.（2020-02-18）. http://www.nhc.gov.cn/yzygj/s7653p/202003/46c9294a7dfe4cef80dc7f5912eb1989.shtml.

［2］乐国安 . 咨询心理学 . 天津：南开大学出版社，2018.

［3］林崇德 . 临床心理学 . 北京：人民教育出版社，2019.

［4］陆林 . 沈渔邨精神病学 . 6 版 . 北京：人民卫生出版社，2018.

（廖峥娈）

第六章

中医康复

第一节 概 述

传染性呼吸疾病属于中医"疫病""瘟疫"的范畴。在我国几千年来与疫病的抗争中，中医始终发挥着重要作用。中医康复学是在中医学理论的指导下，采用中医的手段或辅助医疗器械，使损失功能的部分器官功能得到有效恢复的一门学科。中医康复方法在传染性呼吸疾病的预防阶段、医学观察期、临床症状期、恢复期均发挥着不同的作用。

一、病 因

外感疫疠之气袭肺。病位由表及里，遵循着上中下三焦和卫气营血传变。叶天士在医案中指出，"风温从上而入。风属阳。温化热。上焦近肺。肺气不得舒转，周行气阻""风温入肺，肺气不通，热渐内郁""风温入肺，气不肯降，形寒内热""风温热伏，更劫其阴，日轻夜重"，描述了疫疠之邪乘时令不正之气，从口鼻侵袭人体，蕴于肺卫。

二、病机及传变

外感疫疠之邪侵袭肺卫，平素脾胃虚弱者，正气不足，不能胜邪，邪毒直接入里化热，伤津耗液，甚者灼营动血，直传心包，引发重症。

三、临床表现

临床表现以发热（患者低热，或恶寒无发热，或高热）、咳嗽（干咳、咳痰或咯血）、乏力、肢体酸痛、头痛为主要症状，甚者可出现呼吸衰竭、昏迷等危及生命的重症。

四、临床治疗分期

早期／轻型——卫分证；中期／普通型——气分证；中后期／重型——营分证；后期／危重型——血分证。见图 6-1。

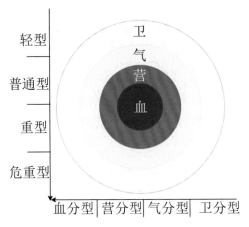

图 6-1　中医证型与现代医学分期图示意

五、治　疗

疫病治疗的关键是固护"正气"，即提高机体的免疫能力。《黄帝内经》记载："正气存内，邪不可干；邪之所凑，其气必虚。""风雨寒热不得虚，邪不能独伤人，猝然逢疾风暴雨而不病者，盖无虚，故邪不能独伤人。"治疗疾病中，以"亢害承制"为指导思想，即化生和制约机制必须和谐协调才能精气充足、神气旺盛，可以抵御致病因素的侵犯。扶持正气，抵御外邪，让机体的健康状态恢复"阴平阳秘"的"内稳态"，即是中医治疗的法则。叶天士在《温热论》中指出，"未传心包，邪尚在肺。肺合皮毛而主气，故云在表。初用辛凉轻剂。挟风加薄荷、牛蒡之属；挟湿加芦根、滑石之流。或透风于热外；或渗湿于热下。不与热相抟，势必孤矣。前言辛凉散风，甘淡驱湿，若病仍不解，是渐欲入营也。营分受热，则血液受劫，心神不安，夜甚无寐，或斑点隐隐，即撤去气药。如从风热陷入者，用犀角、竹叶之属；如从湿热陷入者，用犀角、花露之品。参入凉血清热方中。"所以，在治疗中也体现了发病过程的卫气营血，分期中的早、中、中后和后期。提出治疗方案"在卫汗之可也，到气才可清气，入营犹可透热转气……入血就恐耗血动血，直须凉血散血"。治疗方案中根据疾病轻重选择不同方剂，并依据伴随症状进行方剂的加减。

六、转 归

疾病的转归取决于感染邪气的类型、强弱、患者的体质因素及治疗情况。

早期的转归：一般病变轻，持续时间短。转归有三个方向：一是邪从表解；二是自卫传气；三是自卫内陷心营。

中期的转归：一是邪解气分；二是邪陷营血。

中后期的转归：取决于营热伤阴的程度及治疗是否得当。转归有三个方向：一是营分邪热转出气分；二是营分邪热深入血分；三是营热内陷手足厥阴。气通于心，所以营热进一步发展可形成热闭心包证，出现神昏、谵语等，或引起肝风内动而出现痉厥。

后期的转归：一是邪热渐衰，正气渐复；二是正气不支，脏器衰竭而亡；三是急性失血，气随血脱而亡；四是血分热毒渐衰，肝肾阴伤，如伤而未竭，犹可逐渐恢复而向愈，如伤而已竭，则可能发生正气外脱而亡。

七、预 防

疫病的重点是以预防为主，即"治未病"的理念，对于已经康复的传染性呼吸疾病患者，要更加重视"愈后防复"。

可采取如下预防措施。

一是固护正气，强壮体质。练习太极拳、八段锦，及穴位按摩都可以增强体质，增加抵抗病邪的能力。

二是顺应四时气候变化，及时增减衣被，合理安排睡眠时间。

三是避免过度消耗正气。吴鞠通在《温病条辨》中说："冬不藏精，春必病温。不藏精三字须活看，不专主房事，一切人事之能摇动其精者皆是。"除避免房劳过度外，还要注意日常生活中劳逸结合，保持心情舒畅，情绪稳定。

四是预施药物，防止染病。可以用苍术、艾叶熏蒸法，也可以服用一些清热解毒的中药，如金银花、连翘、野菊花、桉树叶、贯众。

第二节　中药疗法

中医药内服抗疫病距今已经有两千余年历史。东汉末年"医圣"张仲景所著的《伤寒杂病论》确立了六经辨证，为后续疫病的治疗记载了大量有效的方剂；东汉末年"外科鼻祖"华佗采用三月茵陈蒿为药治疗传染性黄疸；叶天士的《温病论》系统地记录了大量的治疗方药；吴瑭的《吴鞠通医案》推荐治疗疫病的三宝"安宫牛黄丸、至宝丹、紫雪丹"。

针对传染性呼吸疾病的中药疗法，我们从预防、医学观察期、医学治疗期、恢复期的治疗进行阐述。

本部分参照国家卫生健康委员会发布的《新型冠状病毒感染的肺炎诊疗方案（试行第五版）》，仅供参考，临床处方选药请根据患者病情决定。

一、预　防

（一）易感人群用方

推荐方剂：黄芪 15g，防风 10g，白术 10g，金银花 10g，玉竹 15g，苍术 10g，陈皮 6g。

适应人群：体虚及老年和糖尿病、呼吸系统慢性病等易感人群。

服用方法：水煎 300mL，分两次服用，早晚各 1 次，连服 7 日。儿童剂量减半，妊娠期妇女在医生指导下使用。

（二）重点人群用方

推荐方剂：黄芪 15g，白术 9g，连翘 9g，金银花 10g，藿香 9g，石菖蒲 9g，防风 9g，荆芥 6g，芦根 9g，甘草 6g。

适应人群：身体壮实，有密切接触史的重点人群。

服用方法：水煎 300mL，分两次服用，早晚各 1 次，连服 7 日。

（三）中学生推荐用方

推荐方剂：黄芪 9g，白术 6g、防风 6g，陈皮 6g，甘草 3g。

适用人群：年龄 ≥ 12 岁的学生

服用方法：水煎 150mL，分两次服用，早晚各 1 次，连服 7 日。

二、医学观察期

1. 乏力伴胃肠不适。推荐中成药：藿香正气胶囊。

2. 乏力伴发热。推荐中成药：金花清感颗粒、莲花清瘟胶囊（颗粒）、疏风解毒胶囊（颗粒）。

三、医学治疗期

（一）初　期

1. 寒湿郁肺证

证候：恶寒发热或无热，干咳，咽干，倦怠，乏力，脘痞，呕恶，便溏，舌红，苔白腻，脉濡。

代表方：达原饮加减。

组成：苍术 15g，陈皮 10g，厚朴 10g，藿香 10g，草果 6g，麻黄 6g，羌活 10g，生姜 10g，槟榔 10g。

加减：兼有胁痛者，寒热往来，呕吐，口苦，加柴胡 9g；腰背颈项痛者，加羌活 9g；目痛、眼眶痛，鼻干，睡眠差者，加葛根 9g。

用法：水煎 400mL，分两次服用，早晚各 1 次。

2. 风热袭肺证

证候：发热，微恶风寒，无汗或少汗，口微渴，咳嗽，舌边尖红，脉浮数。

代表方：桑菊饮加减。

组成：桑叶 9g，菊花 9g，杏仁 6g，连翘 6g，薄荷 3g，苦桔梗 6g，甘草 6g，苇根 9g。

加减：症状 3 日不解，气粗似喘，加石膏 30g、知母 9g；入夜热甚，舌绛，加玄参 9g、水牛角 30g；发热咳嗽加重，加黄芩 12g；口渴甚，加天花粉 12g；咽喉红肿疼痛，加板蓝根 12g；咳嗽带血，加白茅根 12g、茜草根 12g。

用法：水煎 400mL，分两次服用，早晚各 1 次。

3. 湿热内蕴证

证候：头痛恶寒，身重疼痛困重，肢体倦怠，面色淡黄，胸闷不饥，午后身热，身热不扬，心烦，苔白腻，脉濡缓。

代表方：三仁汤加减。

组成：杏仁 15g，飞滑石 18g，白通草 6g，白蔻仁 6g，淡竹叶 6g，厚朴 9g，生薏苡仁 30g，姜半夏 9g。

加减：发热恶寒，肢体困倦，胸闷明显者，可加藿香 9g、香薷 9g；寒热往来者，可加青蒿 12g、草果 6g。

用法：水煎 400mL，分两次服用，早晚各 1 次。

4. 外感温燥证

证候：身热不甚，口渴，咽干鼻燥，干咳无痰或痰少而黏，舌红，苔薄白而干，脉浮数而右脉大。

代表方：桑杏汤加减。

组成：桑叶 6g，浙贝母 9g，香豉 9g，焦栀子 9，杏仁 9g，沙参 9g。

用法：水煎 400mL，分两次服用，早晚各 1 次。

（二）中　期

疫毒闭肺证

证候：身热不退，不恶寒，口渴，咳嗽痰少，或有黄痰，腹胀便秘。胸闷气促，咳嗽气喘，或憋闷，舌红苔黄腻或黄燥，脉滑数。

代表方：达原饮加减。

组成：杏仁 10g，生石膏 30g，瓜蒌 30g，生大黄 6g，生麻黄、炙麻黄各 12g，葶苈子 10g，桃仁 10g，草果 6g，槟榔 10g，苍术 10g。

加减：便秘，腹满拒按，加大黄 12g、芒硝 9g；恶心呕吐，便溏不爽，加枳实 9g、黄芩 9g、黄连 3g、泽泻 9g。

用法：水煎 200mL，服用后 3 小时仍身热不退者，继续服用 200mL，直至体温正常后，每次 200mL，每日两次早晚服用。

（三）重症期

1. 热入营分证

证候：身热夜甚，神烦少寐，时有谵语，目常喜开或喜闭，口干，不甚渴饮，或斑疹隐隐，脉细数，舌绛而干。

代表方：清营汤。

组成：水牛角 30g，生地黄 15g，元参 9g，竹叶心 3g，麦冬 9g，丹参 6g，黄连 5g，银花 9g，连翘 6g。

加减：舌干较甚者，去黄连；热陷心包出现昏迷者，加服安宫牛黄丸或至宝丹；痉厥抽搐，加羚羊角 15g、钩藤 9g、地龙 9g；痰量多色黄难咳，加竹沥

12g、川贝母 9g；发热严重，加银花 15g、连翘 15g、黄连 9g，或加石膏 30g、知母 15g、板蓝根 15g、贯众 15g，增强清热解毒之力。

用法：水煎 400mL，分两次服用，早晚各 1 次。出现发热严重、昏迷者，增加服药次数至每 3～4 小时一次，每次 200mL，直至体温恢复、神志清醒。

2. 热入血分证

证候：身热谵语，皮肤发斑色紫黑，或吐血、衄血、尿血，甚者烦躁，大便色黑易解甚至便血，舌绛起刺，脉细数。

代表方：犀角地黄汤。

组成：水牛角 30g，生地 24g，芍药 12g，丹皮 9g。

加减：脑缺氧引起的健忘烦躁，加大黄 12g、黄芩 12g；烦躁易怒，加柴胡 12g、黄芩 12g、栀子 12g；热伤血络，破血忘行之出血，加白茅根 12g、侧柏炭 12g、小蓟 12g。

用法：水煎 200mL，服用后 3 小时仍身热不退或出血不止者，继续服用 200mL，直至体温正常后，每次 200mL，每日两次早晚服用。

3. 温疫热毒，气血两燔证

证候：大热，口渴，头痛如裂，干呕烦躁，谵语神昏，视物错瞀，或皮肤斑疹，或吐血、衄血，四肢抽搐，舌绛唇焦，脉沉数，可沉细而数，或浮大而数。

代表方：清瘟败毒饮加减。

组成：生石膏 30～60g，生地 12g，黄连 6～12g，黄芩 12g，丹皮 12g，栀子 12g，甘草 6g，竹叶 12g，玄参 12g，水牛角 30～60g，连翘 12g，芍药 18g，知母 12g，桔梗 9g。

加减：皮肤斑疹已出，加大青叶 12g、升麻 3g；大便不通，加生大黄 9g；口渴严重，饮水不能缓解，加石膏 30g、天花粉 30g；胸闷不适，加枳壳 12g、瓜蒌皮 30g。

用法：水煎 200mL，服用后 3 小时仍身热不退或出血不止者，继续服用 200mL，直至体温正常后，每次 200mL，每日两次早晚服用。

（四）危重症期

内闭外脱证

证候：呼吸困难，动辄气喘或需要辅助通气，伴神昏，烦躁，汗出肢冷，脉浮大无根。

代表方：参附龙牡汤。

组成：熟附子 30g，人参 20g，煅龙骨 30g，煅牡蛎 30g，白芍 6g，炙甘草 5g。

加减：兼见气短自汗、苔薄少津、脉虚数或虚细，加麦门冬 9g、五味子 6g。

用法：水煎 300mL，顿服。

四、恢复期

（一）肺脾气虚证

证候：气短，倦怠乏力，食欲缺乏，痞满，大便无力，便溏不爽，舌淡胖，苔白腻。

代表方：六君子汤加减。

组成：法半夏 9g，陈皮 10g，党参 15g，炙黄芪 30g，炒白术 15g，茯苓 15g，藿香 10g，砂仁 6g，甘草 6g。

加减：大便稀溏，甚或肢体浮肿，加炒白扁豆 30g、山药 30g、薏苡仁 30g；脘闷不畅，饥不欲食，加藿香叶 9g、佩兰叶 9g。

用法：水煎 400mL，分两次服用，早晚各 1 次。

（二）气阴两虚证

证候：乏力，气短，口干，口渴，心悸，汗多，食欲缺乏，低热或午后潮热，干咳少痰，舌干少津，脉细或虚无力。

代表方：沙参麦冬汤加减。

组成：南沙参 10g，北沙参 10g，麦冬 15g，西洋参 6g，五味子 6g，生石膏 15g，玉竹 10g，桑叶 10g，花粉 10g，芦根 15g，丹参 15g，生甘草 6g。

加减：咳嗽带血者，加白茅根 15g；潮热、盗汗，加炙鳖甲 24g、青蒿 15g。

用法：水煎 400mL，分两次服用，早晚各 1 次。

（三）气虚有寒证

证候：咯吐涎沫，不渴，神疲乏力，气短，头眩，食少，形寒，小便数或遗尿，舌淡，脉虚。

代表方：甘草干姜汤或生姜甘草汤加减。

组成：炙甘草 15g，干姜或生姜 12g。

用法：水煎 400mL，分两次服用，早晚各 1 次。

加减：动则气喘，加金匮肾气丸；形寒明显，加制附子 9g、肉桂 6g；呕吐，加姜半夏 9g、陈皮 9g；大便溏，加炒白扁豆 30g、莲子肉 9g。

第三节　中药热敷疗法

中药热敷疗法是将药物适当加热后，敷于患处或腧穴的一种治疗方法。在我国已有三千多年历史，马王堆汉墓出土的《五十二病方》中，已有应用药熨治疗婴儿惊风等疾病的记载。《史记·扁鹊仓公列传》记载"疾病在皮肉之间，汤剂、药熨的效力就能达到治病的目的。"《内经》中所述的"熨"法就是热敷法，古代应用热敷的方法有很多，如药熨、汤熨、酒熨、土熨等。根据不同的病情选用不同的药物，以起到温通经络、活血祛瘀、散寒祛湿等作用。

一、气虚有寒证

证候：形寒肢冷，咯吐涎沫，不渴，神疲乏力，气短，动则喘促，胸部窒闷，头眩，食少，小便数或遗尿，舌淡，脉虚。

药熨方法：生附子 15g、生姜 60g，和捣为粗末，加醋炒，熨于膻中、天突、大椎、肺腧。每日 1 次，每次 15～30 分钟。

二、肺脾气虚证

药熨方法：气短，倦怠乏力，食欲缺乏，痞满，大便无力，便溏不爽，舌淡胖，苔白腻。

治法：紫苏子、白芥子、菟丝子、莱菔子、吴茱萸各 100g，装入布袋中，袋口缝好。将此药袋放入微波炉中加热 3 分钟（加热时需在微波炉中放一杯清水，以防止药物被烤焦，每个药袋可反复加热 3 次），然后趁热将此药袋热敷于神阙、肺俞、脾俞，直至药袋变凉。每日热敷 3 次，每次 1 穴。

三、气阴两虚汗证

证候：久咳，自汗，盗汗。

药熨方法：五倍子 15g，研末，温水调成糊状，每晚睡前取适量置于神阙，外贴胶布固定，每日 1 次。

第四节　中医理疗

一、针刺疗法

针刺疗法对疫病的治疗早在《黄帝内经·素问遗篇·刺法论》中就有论述，针对不同的疫病，选用不同的腧穴："假令甲子刚柔失守，变大疫也。详其微甚，察其浅深，欲至而可刺，刺之当先补肾俞，次三日，可刺足太阴之所注。""假令丙寅刚柔失守，后三年变疫。当先补心俞，次五日，可刺肾之所入。""假令庚辰刚柔失守，三年变大疫，当先补肝俞，次三日，可刺肺之所行。刺毕，可静神七日，慎勿大怒，怒必真气却散之。""假令壬午刚柔失守，三年大疫，当刺脾之俞，次三日，可刺肝之所出也。刺毕，静神七日，勿大醉歌乐，其气复散，又勿饱食，勿食生物，欲令脾实，气之滞饱，无久坐，食无太酸，无食一切生物，宜甘宜淡。""假令戊申后刚柔失守，三年之中火疫至矣，当刺肺之俞。刺毕，静神七日，勿大悲伤也。"下面就针刺疗法对疫病的不同临床治疗期进行主穴和配穴的总结。

本部分参照了中国针灸学会的关于印发《新型冠状病毒肺炎针灸干预的指导意见（第二版）》的通知（中针字〔2020〕5号）。具体实施仅供参考。

（一）未病期（高危人群）

目的：固本培元，健脾安神。

干预对象：无特异性新冠肺炎临床表现，主要为肥胖、哮喘、肺结核、糖尿病、慢性阻塞性肺疾病、重症肌无力等久病体虚高危人群。

选穴：气海、关元、足三里、百会、大包。

（二）医学观察期

目的：提高人体免疫力，增加脏器祛除疫邪功能。

干预对象：疑似病例。

主穴：①风门、肺俞、脾俞；②合谷、曲池、尺泽、鱼际；③气海、足三里、三阴交。每次每组穴位可选择1～2穴使用。

配穴：兼发热、咽干、干咳，配大椎、天突、孔最、十宣、少商，大椎可加拔罐放血疗法，十宣、少商可点刺出血；兼呕恶、便溏、舌胖苔腻、脉濡，配中脘、天枢、丰隆，天枢可加用温针灸；兼疲乏无力、食欲不振，配气海、中脘、脐周四穴（脐中上、下、左、右各旁开 1 寸）、脾俞；兼流清涕、肩背酸楚、舌淡苔白、脉缓，配天柱、风门、大椎，风门、大椎穴可加拔罐。

（三）临床治疗期

目的：增强肺、脾脏器功能，减少脏器损伤，舒缓情绪。

干预对象：确诊患者。

主穴：①合谷、太冲、天突、尺泽、孔最、足三里、三阴交；②大杼、风门、肺俞、心俞、膈俞；③中府、膻中、气海、关元、中脘。初期、中期患者在①、②组交替应用，每次选择 2～3 穴；重症期、危重症期患者在③组中选择 2～3 穴。

配穴：高热不退加大椎、曲池，或十宣、耳尖放血；胸闷气短加内关、膻中，或巨阙、期门、照海；咳嗽咯痰加列缺、丰隆、定喘；腹泻便溏加天枢、上巨虚；兼咳吐黄痰、黏痰、便秘加天突、支沟、天枢、丰隆；兼低热或身热不扬，或未热、呕恶、便溏，舌质淡或淡红，苔白或白腻，加肺俞、天枢、腹结、内关；气急、胸闷、烦躁加太溪、复溜、太渊、尺泽。

（四）恢复期

目的：清除余毒，促进肺、脾功能恢复。

干预对象：临床治愈患者。

主穴：内关、足三里、中脘、天枢、气海、太渊、曲池、肺俞、阴陵泉。

（1）肺脾气虚：症见气短，倦怠乏力，食欲缺乏，呕恶，痞满，大便无力，便溏不爽，舌淡胖，苔白腻。 ①胸闷、气短等肺系症状明显者，配膻中、肺俞（加拔罐）、中府；②纳呆、腹泻等脾胃症状明显者，配上脘、阴陵泉（温针灸）、关元、神阙（艾灸）。

（2）气阴两虚：症见乏力、口干、口渴、心悸、汗多、食欲缺乏、低热或不热、干咳少痰、舌干少津、脉细或虚无力。①乏力、气短明显者，配膻中、神阙；②口干、口渴明显者，配太溪、照海、鱼际；③心悸明显者，配心俞、内关；④汗多者，配合谷、复溜、足三里；⑤失眠者，配神门、印堂、安眠、照海、百会。

（3）肺脾不足、痰瘀阻络：症见胸闷、气短懒言、疲乏无力、动则汗出、咳嗽有痰、咳痰不利、肌肤甲错、精神倦怠、食欲不振等。①上述症状配肺俞、脾俞、心俞、膈俞、肾俞、中府、膻中；②咳痰不利配丰隆、定喘。

以上各期，建议根据病情宜针则针，宜灸则灸，或针灸合用，或配合穴位贴敷、耳针、穴位注射、刮痧、穴位按摩等。

针刺平补平泻，每穴留针 20 ～ 30min；温针灸，每穴灸 1 ～ 2 壮。每日治疗 1 次。具体操作请参照国家标准"针灸技术操作规范"以及临床经验实施，尤其背部腧穴注意进针深度和方向，避免造成气胸。

二、艾灸疗法

针刺疗法和艾灸疗法是中医的重要组成部分，历史上就有艾叶"生温熟热，纯阳也，灸之则透诸经，而治百种病邪"，以及"凡人吴蜀地游宦，体上常须两三处灸之，勿令疮暂瘥，则瘴疬、温疟毒气不能著人也"等记载。艾灸通过温热的穴位刺激，具有温阳散寒、通经活络、升阳固脱以及泻热拔毒等作用。用艾作为防疫措施有两种方法，一是把艾点燃用其烟进行空气消毒防疫；二是通过灸强壮穴位增强人体免疫力，以达到未病先防的目的，同时辨证施灸治疗已感疫病。

本部分参照中国针灸学会的关于印发《新型冠状病毒肺炎针灸干预的指导意见（第一版）》的通知（中针字〔2020〕3 号），具体实施流程仅供参考。

（一）未病期（高危人群）

目的：增强机体免疫力。

穴位：关元、足三里。

关元：用清艾条温和灸 15min；足三里：每次选择一侧穴位，用清艾条温和灸 10min。

频次：每日午后灸 1 次。

（二）医学观察期

目的：调节免疫力，改善胃肠不适症状。

穴位：足三里（双侧）、气海、中脘、天枢。

足三里：用清艾条温和灸 15min（每穴）；气海、中脘、天枢：每次选择一个穴位，用清艾条温和灸 10min。

频次：每日午后灸 1 次。

（三）临床治疗期

目的：改善症状，缩短病程，舒缓情绪。

穴位：合谷（双侧）、太冲（双侧）、足三里（双侧）；神阙（脐中）。

合谷、太冲：用清艾条温和灸各 15min（每穴）；足三里：用清艾条温和灸 10min（每穴）；神阙：用温灸盒灸 15min。

频次：上午、下午各 1 次。

（四）恢复期

目的：帮助恢复肺、脾功能，增强人体正气。

穴位：大椎、肺俞、膈俞、足三里、孔最（见图 6-2）。

大椎、肺俞与膈俞（或中脘与上脘）：用温灸盒灸 30min；足三里或孔最：用清艾条温和灸，每穴 15min。

一般每次选取 3～5 穴，每个穴位持续操作 10～20min，每日或隔日 1 次。每次艾灸总时长 30～60min，所用艾条 1/2～1 根。

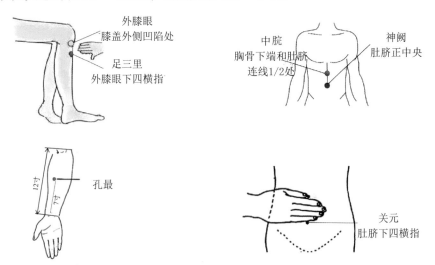

图 6-2 常用穴位定位示意

施灸注意事项

1.高热、烦渴等实热炽盛患者不宜自行施灸。

2. 艾灸时应选择舒适体位，放松肌肉，充分暴露施灸部位。

3. 保持房间温暖，谨防受凉。

4. 艾灸时，取穴要精少，火力要均匀。

5. 对于年老等反应迟钝或局部感觉减退的患者，切勿施灸过量，避免烫伤。

6. 在施灸过程中，防止艾火烧伤衣物、被褥；灸治结束，必须将艾条彻底熄灭，防止发生火灾。

7. 用代温灸贴热敷时，切勿直接接触皮肤，以防烫伤，须隔层衣服在对应腧穴贴敷。

8. 对妊娠期妇女下腹部穴位避免艾灸。

9. 在不能使用明火的环境下严禁使用艾灸。

10. 灸感以局部温热感而无灼痛为宜，皮肤红晕为度，避免烫伤。

11. 个人居家艾灸，可以就诊后请专业医生指导，亦可通过其他方式与相关医务人员建立联系，在医生指导下进行。

三、拔罐疗法

拔罐是以罐（玻璃罐、气罐、竹罐）为工具，利用燃火、抽气等方法产生负压，使之吸附于体表，造成局部瘀血，以达到通经活络、行气活血、消肿止痛、祛风散寒等作用的疗法。

（一）常用拔罐方法

1. 走罐法

走罐法是先在走罐的部位涂上凡士林，将罐吸拔好，手握罐底，将罐稍倾斜，稍用力沿着背部脊柱两侧的膀胱经进行推拉，以皮肤潮红为度，用于急性期发热、咳嗽患者。

2. 刺络拔罐法

刺络拔罐法是在施术部位常规消毒后，用皮肤针或三棱针点刺皮肤出血，然后拔留罐。选择以大椎穴为主，适用于急性期发热、咳嗽、气急患者。

3. 留罐法

留罐法是在拔罐后，将罐留置 10～15min，以皮肤潮红为度。选择肺俞、膏肓、脾俞、肾俞，用于临床观察期和恢复期患者。

（二）拔罐的禁忌证

有下列情况之一者，应禁用或慎用拔罐疗法。

1. 凝血功能障碍，有自发性出血倾向或损伤后出血不止的患者（如血友病、紫癜、白血病等），不宜使用拔罐疗法。

2. 皮肤严重过敏或皮肤患有疥疮等传染性皮肤疾病者不宜拔罐。

3. 恶性皮肤肿瘤患者或局部破损溃烂、外伤骨折、静脉曲张、体表大血管处、皮肤丧失弹性者，局部皮肤不宜拔罐。

4. 妊娠期妇女的腹部、腰骶部及乳部不宜拔罐，在其他部位拔罐时，手法也应轻柔，女性经期不建议使用拔罐疗法。

5. 肺结核活动期不宜拔罐。

6. 重度心脏病、心力衰竭、呼吸衰竭及严重水肿的患者不宜拔罐。

7. 五官部位、前后二阴部位不宜拔罐。

8. 重度神经性疾病、全身抽搐痉挛、狂躁不安及不合作者，不宜拔罐。

9 醉酒、过饥、过饱、过渴、过劳者，慎用拔罐疗法。

（三）拔罐注意事项

1. 体位须适当，局部皮肉如有皱纹、松弛、瘢痕凹凸不平及体位移动等，火罐易脱落。

2. 根据不同部位，选用大小合适的罐。

3. 在起罐时手法要轻缓，以一手抵住罐边皮肤，按压一下，使气漏出，罐子即能脱下，不可硬拉或旋动。

4. 在应用刺血拔罐时，针刺皮肤出血的面积要等于或略大于火罐口径。出血量须适当，每次出血总量成年人以不超过 10mL 为宜。

5. 在使用多罐时，火罐排列的距离一般不宜太近，否则会因皮肤被火罐牵拉而产生疼痛，同时罐子互相排挤也不易拔牢。

6. 在应用走罐时，不能在骨突出处推拉，以免损伤皮肤或火罐漏气脱落。

7. 拔罐后针孔如有出血，可用干棉球拭去。一般局部呈现红晕或紫绀色（瘀血）为正常现象，会自行消退。如局部瘀血严重，则不宜在原位再拔罐。如留罐时间过长，皮肤会起水泡，小的不需处理，防止擦破引起感染；大的可以用针刺破，流出泡内液体，局部清洁消毒，覆盖消毒敷料，防止感染。

第五节　传统运动疗法

疫病的康复离不开肢体运动和肺功能的恢复，在恢复期，选择适合的运动疗法更加有利于免疫力的提高，尤其对肺纤维化患者有利于肺功能的重建。可根据自身恢复情况选择适当的传统功法，如太极拳、八段锦、易筋经、五禽戏等。轻症患者出院后，每次运动 15 ～ 30min，每日 1 ～ 2 次；重症或危重症患者出院后，可根据自身恢复情况选择。

一、简化太极拳

太极拳是我国宝贵的民族遗产，姿势优美，动作柔和，既能锻炼身体，又能防治疾病。太极拳是以"太极"哲理为依据，以太极图形组编动作的一种拳法。

视频 6-1

（一）动作要领

1.意气相和，气沉丹田

意识与呼吸相配合，呼吸要用腹式呼吸，一吸一呼与动作一开一合相配合。

2.意体相随，意想气到

肢体动作由意识引出，一举一动均要用意不用力，先意动而后形动，这样才能做到"意想气到，气到劲到"，动作才能沉着，久练之后才能收敛入骨，达到"行气"最深入的功夫。

3.手眼配合，以腰为轴

太极拳的动作要求上下呼应，融为一体，动作发出于意，以腰为轴，动于手，眼随手转，腿上发力，轻移慢放。

4.松而不懈，不用拙力

练拳时，要求身体各个部位末做到最大限度地放松，太极拳姿势要求胸要含不能挺，肩不能耸要沉，肘不抬要下垂，全身自然放松，不用拙立。

5.虚实分清、重心稳定

头颈似向上提升，保持正直，松而不僵可转动，颈部正直，身体的重心稳定，全身自然放松，可做到虚实分清。

6.上下相随，动静结合

肢体动而脑静，思想集中打拳，形动于外，而心静于内。

7. 动作连贯，环环紧扣

全身放松状态，但每一式动作快慢均有，各式连绵不断，全身各部位肌肉舒松协调而紧密衔接。

（二）简化太极拳的 24 式连贯运动

第一式：起势

要点：两肩下沉，两肘松垂，手指自然微屈。屈膝松腰，臀部不可凸出，身体重心落于两腿中间（见图 6-3）。两臂下落和身体下蹲的动作要协调一致。

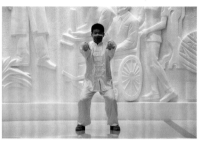

图 6-3　起势

第二式：左右野马分鬃

要点：上体不可前俯后仰，胸部必须宽松舒展。两臂分开时要保持弧形。身体转动时要以腰为轴（见图 6-4）。弓步动作与分手的速度要均匀一致。做弓步时，迈出的脚先是脚跟着地，然后脚掌慢慢踏实，脚尖向前，膝盖不要超过脚尖；后腿自然伸直；前后脚夹角约成 45°～60°（需要时后脚脚跟可以后蹬调整）。野马分鬃式的弓步，前后脚的脚跟要分在中轴线两侧，它们之间的横向距离（以动作进行的中线为纵轴，其两侧的垂直距离为横向距离）应该保持在 10～30cm。

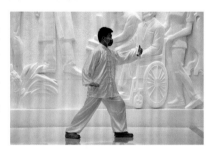

图 6-4　野马分鬃

第三式：白鹤亮翅

要点：完成姿势，胸部不要挺出，两臂都要保持半圆形，左膝要微屈（见图 6-5）。身体重心后移和右手上提、左手下按要协调一致。

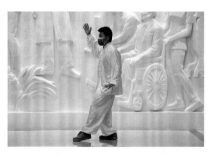

图 6-5　白鹤亮翅

第四式：左右搂膝拗步

要点：搂收推出势，身体不可前俯后仰，要松腰松胯。推掌时要沉肩垂肘，坐腕舒掌，同时松腰、弓腿上下协调一致（见图 6-6）。

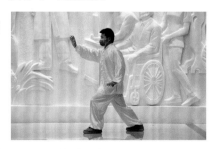

图 6-6　搂膝拗步

搂膝拗步成弓步时，两脚跟的横向距离保持在 30cm 左右。

第五式：手挥琵琶

要点：身体要平稳自然，沉肩垂肘，胸部放松（见图 6-7）。左手上起时不要直向上挑，要由左向上、向前，微带弧形。右脚跟进时，脚掌先着地，再全脚踏实。身体重心后移和左手上起、右手收要协调一致。

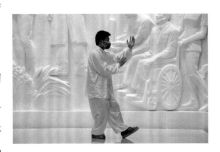

图 6-7　手挥琵琶

第六式：左右倒卷肱

要点：前推时，要转腰松胯，两手的速度要一致，避免僵硬。退步时，脚掌先着地，再慢慢全脚踏实，现时，前脚随转体以脚掌为轴扭正（见图 6-8）。退左脚略向左后斜，退右脚略向右后斜，避免两脚落在一条直线上。后退时，眼神随转体动作先向左或右看，然后再转看前手。最后退右脚时，脚尖外撇的角度略大些，便于接着做"左揽雀尾"的动作。

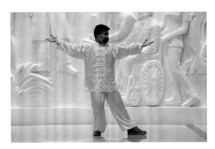

图 6-8　倒卷肱

第七式：左揽雀尾

要点：推出时，两臂前后均保持弧形（见图 6-9）。分手、松腰、弓腿三者必须协调一致。揽雀尾弓步时，两脚跟横向距离上超过 10cm。向前挤时，上体要正直。挤的动作要与松腰、弓腿相一致。下捋时，上体不可前倾，臀部不要凸出。两臂下捋须随腰旋转，仍走弧线。左脚全掌着地。

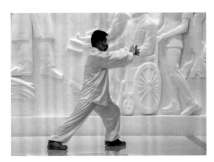

图 6-9　左揽雀尾

第八式：右揽雀尾

要点：同上，方向相反（见图 6-10）。

第九式：单鞭

要点：上体保持正直，松腰。完成式

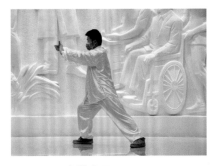

图 6-10　右揽雀尾

时，右肘稍下垂，左肘与左膝上下相对，两肩下沉（见图6-11）。左手向外翻掌前推时，要随转体边翻边推出，不要翻掌太快或最后突然翻掌。全部过渡动作，上下要协调一致。如面向南起势，单鞭的方向（左脚尖）应向东偏北（约15°）。

第十式：云手

要点：身体转动要以腰脊为轴，松腰、松胯，不可忽高忽低。两臂随腰的转动而运转，要自然圆活，速度要缓慢均匀（见图6-12）。下肢移动时，身体重心要稳定，两脚掌先着地再踏实，脚尖向前。眼的视线随左右手而移动。第三个"云手"的右脚最后跟步时，脚尖微向里扣，便于接"单鞭"动作。

第十一式：单鞭

要点：上体保持正直，松腰。完成式时，右肘稍下垂，左肘与左膝上下相对，两肩下沉（见图6-13）。左手向外翻掌前推时，要随转体边翻边推出，不要翻掌太快或最后突然翻掌。全部过渡动作，上下要协调一致。如面向南起势，单鞭的方向（左脚尖）应向东偏北（约15°）。

第十二式：高探马

要点：上体自然正直，双肩要下沉，右肘微下垂（见图6-14）。跟步移换重心时，身体不要有起伏。

第十三式：右蹬脚

要点：身体要稳定，不可前俯后仰。两手分开时，腕部与肩齐平（见图6-15）。

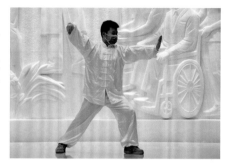

图 6-11　单鞭

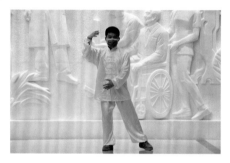

图 6-12　云手

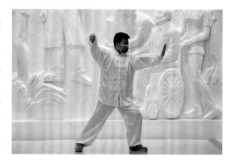

图 6-13　单鞭

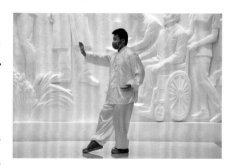

图 6-14　高探马

蹬脚时，左腿微屈，右脚尖回勾，劲使在脚跟。分手和蹬脚须协调一致。右臂和右腿上下相对。如面向南起势，蹬脚方向应为正东偏南（约30°）。

第十四式：双峰贯耳

要点：完成式时，头颈正直，松腰松胯，两拳松握，沉肩垂肘，两臂均保持弧形（见图6-16）。双峰贯耳式的弓步和身体方向与右蹬脚方向相同。弓步的两脚跟横向距离同"揽雀尾"式。

第十五式：转身左蹬脚

要点：与左蹬脚式相同，只是左右相反（见图6-17）。左蹬脚方向与右蹬脚成180°（正西偏北，约30°）。

第十六式：左下势独立

要点：上体要正直，独立的腿要微屈，由腿提起时脚尖自然下垂（见图6-18）。

第十七式：右下势独立

要点：右脚尖触地后必须稍微提起，然后向下仆腿，其他均与"左下独立势"相同，只是左右相反（见图6-19）。

第十八式：左右穿梭

要点：完成姿势面向斜前方（如面向南起势，左右穿梭方向分别为正本偏北和正偏南，均约30°）。手推出后，上体不可前俯。手向上举时，防止引肩上耸。一手上举，一手前推，要与弓腿松腰上下协调一致（见图6-20）。做弓步时，两脚跟的距离同搂膝拗步式，保持在30cm左右）。

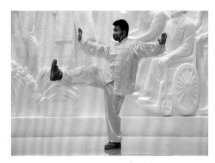

图 6-15　右蹬脚

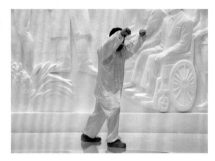

图 6-16　双峰贯耳

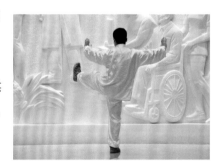

图 6-17　转身左蹬脚

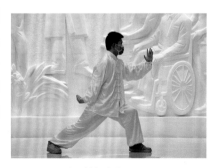

图 6-18　左下势独立

第十九式：海底针

要点：身体要先向右转，再向左转（见图6-21）。完成姿势，面向正西。上体不可太前倾。避免低头和臀部外凸。左腿要微屈。

第二十式：闪通臂

要点：完成姿势时，上体自然正直，松腰、松胯；左臂不要完全伸直，背部肌肉要伸展开（见图6-22）。推掌、举掌和弓腿动作要协调一致。弓步时，两脚跟横向距离同"揽雀尾"式（不超过10cm）。

第二十一式：转身搬拦捶

要点：右拳不要握得太紧。右拳回收时，前臂要慢慢内旋划弧，然后外旋停于右腰旁，拳心向上（见图6-23）。向前打拳时，右肩随拳略向前引伸，沉肩垂肘，右臂要微屈。弓步时，两脚横向距离同"揽雀尾"式。

第二十二式：如封似闭

要点：身体后坐时，避免后仰，臀部不可凸出。两臂随身体回收时，肩、肘部略向处松开，不要直着抽回（见图6-24）。两手推出宽度不要超过两肩。

第二十三式：十字手

要点：两手分开和合抱时，上体不要前俯。站起后，身体自然正直，头要微向上顶，下颏稍向后收（见图6-25）。两臂环抱时，须圆满舒适，沉肩垂肘。

第二十四式：收势

要点：两手左右分开下落时，要注意全身放松（见图6-26），同时气也徐徐下沉（呼气略加长）。呼吸平稳后，把左脚收到右脚旁，再走动休息。

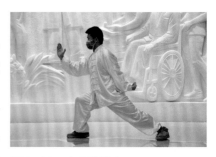

图6-19　右下势独立

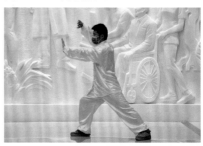

图6-20　左右穿梭

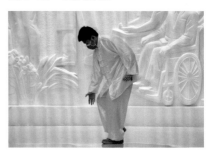

图6-21　海底针

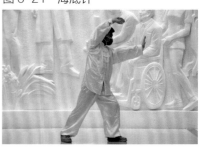

图6-22　闪通臂

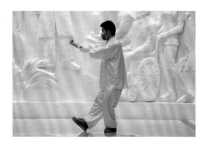

图 6-23　转身搬拦捶

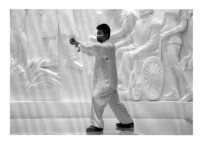

图 6-24　如封似闭

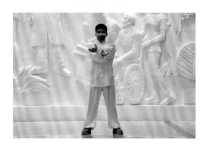

图 6-25　十字手

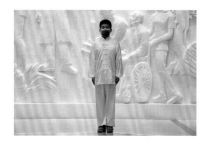

图 6-26　收势

二、八段锦

八段锦是一套独立而完整的健身功法，距今已有 800 多年的历史。古人把这套动作比喻为"锦"，意为五颜六色，美而华贵，体现其动作舒展优美，视其"祛病健身，效果极好，编排精致，动作完美"。此功法分为八段，每段一个动作，故名为"八段锦"。八段锦的运动锻炼适合脏腑组织或全身功能衰减者，尤其老年人和慢性病患者。在传染性呼吸疾病的恢复期，八段锦可以很好地调理脾胃、宣畅气机，对呼吸疾病的恢复有良好的作用。

视频 6-2

（一）动作要领

1. 两手托天

上下牵拉到位，掌根用力上撑，配合着百会上领，身体气机就能往上升。同时，手臂上托基本平行于耳朵位置，使后背形成一个夹脊的动作。

2. 左右开弓

宣开整个僵硬的肩背，拉到最圆的时候食指指尖会微微发麻，抻拉循行于肩颈和整条手臂的大肠经。

117

3. 调理脾胃

力在掌根，指尖方向要相对，充分抻拉到大肠经。

4. 去除心火

脖颈和尾闾对拉伸长，速度柔和、缓慢连贯，颈部肌肉尽量放松伸长，下颌自然内收或扬起。

5. 固肾腰背

双手按摩腰背下肢后方时要稍微用力，按摩到的是全身第一大阳经——膀胱经，可以调动一身阳气。

6. 增强气力

注重脚趾抓地、握固冲拳、怒目圆睁的细节，能使肝气畅达，末梢气血周流，全身上下都有力气。

7. 背后七颠

脚跟起落，练人体平衡。起的时候要如平地拔起，脚趾抓地，提肛收腹，让六腑气机处于紧张状态。下落的时候就像山河地震，震动脊柱和督脉。

（二）八段锦的八节连贯运动

第一式：两手托天理三焦

要点：两掌上托要舒胸展体，略有停顿，保持身拉，两掌下落，松腰成宽，沉臂坠肘，松腕竖指，上体通正（见图6-27）。

视频6-3

第二式：左右开弓似射雕

要点：侧拉之手五指要并拢，躯挺，肩臂放平，八字掌侧撑与沉肩对肘，屈腕竖指，掌心含空（见图6-28）。

视频6-4

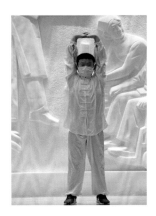

图6-27　两手托天理三焦

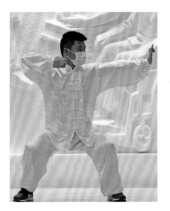

图6-28　左右开弓似射雕

第三式：调理脾胃须单举

要点：舒胸展体，拔长腰脊，两肩松沉，上撑下按，力在掌根（见图 6-29）。

第四式：五劳七伤往后瞧

要点：头向上顶，肩向下沉，转头不转体，悬臂，两肩后张（见图 6-30）。

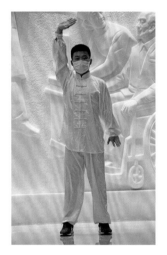
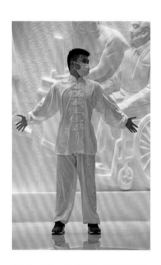

图 6-29　调理脾胃须单举　　　　图 6-30　五劳七伤往后瞧

第五式：摇头摆尾去心火

要点：马步下蹲，要收髋敛臀，上体中正，摇转时，脖颈与尾闾对拉伸长，速度应柔和缓慢、圆活连贯（见图 6-31）。

第六式：双手攀足固肾腰

要点：两掌向下摩运要适当用力，至足背时，松腰沉肩，两膝挺直，向上起身时，手臂要主动上举，带动上体立起（见图 6-32）。

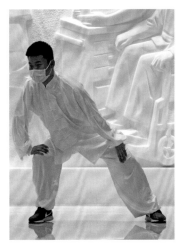

图 6-31　摇头摆尾去心火

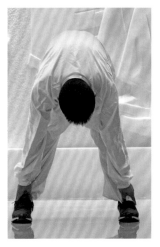

图 6-32　双手攀足固肾腰

第七式：攒拳怒目增气力

要点：冲拳时怒目圆睁，脚趾抓地，拧腰瞬间，力达全面（见图 6-33）；马步的高低可根据自己腿部的力量灵活掌握，回收时要旋腕，五指用力抓握。

第八式：背后七颠百病消

要点：上提时要脚趾抓地，脚跟尽力抬起，两脚并拢，百会穴上顶，略有停顿，掌握好平衡；脚跟下落时要轻轻下震，同时松肩舒臂，放松全身（见图 6-34）。

视频 6-9

视频 6-10

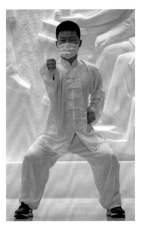

图 6-33　攒拳怒目增气力

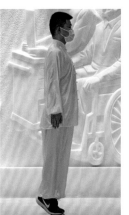

图 6-34　背后七颠百病消

参考文献

［1］国家卫生健康委办公厅，国家中医药管理局办公室．关于印发《新型冠状病毒感染的肺炎诊疗方案（试行第五版）》的通知（国卫办医函〔2020〕103号）．（2020-02-04）.http://www.nhc.gov.cn/yzygj/s7653p/202002/3b09b894ac9b4204a79db5b8912d4440.shtml

［2］中国针灸学会．关于印发《新型冠状病毒肺炎针灸干预的指导意见（第二版）》的通知（中针字〔2020〕5号）（2005-03-01）. http://www.caam.cn/article/2193.

［3］中国针灸学会．关于印发《新型冠状病毒肺炎针灸干预的指导意见（第一版）》的通知（中针字〔2020〕3号）．（2005-02-08）.http://www.caam.cn/article/2183.

［4］中国针灸学会．新型冠状病毒肺炎针灸干预的指导意见（第二版）．中国针灸，2020,40(5): 462-463.

（李立红　　刘　爽）

第七章

营养康复

第一节 概　述

早在几千年前，《黄帝内经》就记载有"五谷为养，五畜为益，五果为助，五菜为充"的饮食原则。近年来，营养支持亦是现代康复医学的重要组成部分，是营养学在康复治疗中的合理运用。营养康复是在康复治疗相关疾病中，合理应用各类食物和营养素，以增进健康、延缓衰老为目的的综合性科学。传染性肺炎患者特别是重型、危重型患者的机体处于高热量消耗和高蛋白代谢状态，需要及时给予营养支持治疗。呼吸系统急性重症患者，需要系统性治疗，而营养支持（nutrition support）是系统治疗的重要组成部分，其主要作用是提供人体代谢所需的热量和营养底物，维持体重，以及组织器官的结构和功能。近年来，营养支持的概念得到进一步拓展，引入了免疫营养（immune nutrition, IMN）的概念，即在肠内外途径补充或提供人体必需营养素的基础上，通过添加特别营养功效成分，减轻炎症反应，防止氧化损伤，维持和改善免疫功能，旨在保护脏器，减少并发症，控制感染，促进机体康复，从而改善预后，降低病死率。

第二节 营养支持疗法

一、营养治疗的原则

临床营养支持疗法包括肠内营养治疗和肠外营养治疗。肠内营养治疗是指经消化道途径提供人体所需营养底物的一种营养治疗方式。肠外营养治疗是指经静脉途径提供人体所需营养底物的一种营养治疗方式。

合理、充足的热量支持对维持正常换气量是必要的。严重营养不良至少在3个方面会影响呼吸系统功能：①降低呼吸肌功能，改变其固有结构；②降低换气通道能力；③降低肺部免疫和防御能力。特别是实施机械通气的患者，由于营养不良，不仅影响呼吸肌的结构和功能，降低通气驱动能力，而且严重影响机体的免疫和防御能力，导致撤机困难，也对预后造成不良影响。营养不良可降低呼吸肌肌力和耐力，导致呼吸肌易疲劳，通气驱动能力降低，且常出现细胞免疫功能降低，分泌型 IgA 水平下降，从而诱发肺部感染。同时，营养不良常导致低蛋白血症的发生，这会进一步加重肺水肿，而常见的电解质紊乱（如低磷血症、低钾血症等）也会进一步加重呼吸肌的功能紊乱。

（一）患者营养代谢的特点

1. 热量消耗增加

呼吸系统急性重症患者处于全身炎症反应相关的高分解代谢状态，即应激反应（stress response）。肺部疾病伴营养不良的患者其静息热量消耗（resting energy expenditure, REE）较营养正常的患者高 20%～30%。同时，感染、细菌毒素及炎性介质的作用、缺氧、焦虑、恐惧等因素会引起机体内分泌紊乱，导致机体处于严重的应激及高代谢状态，热量消耗、尿氮排出显著增加。

2. 营养物质摄入减少

呼吸系统急性重症患者常伴有心肺功能不全或者进食活动受限，造成营养物质摄入减少。

3. 营养物质需要量增加和利用障碍

呼吸系统急性重症患者体内的蛋白质应急分解，以适应紧迫的代谢需要，因而会出现负氮平衡；而在多种内分泌激素和炎症因子的作用下，机体会出现应激性高血糖；脂肪氧化成为机体所需热量的重要来源，而大脑必需的葡萄糖则主要来自骨骼肌分解。

4. 药物影响

常用药物如皮质醇激素等将影响患者机体的代谢状态，茶碱类药物对胃肠道有刺激作用，而长期使用抗生素易导致菌群失调。这些药物均会影响患者对营养素的吸收。

（二）患者营养治疗的原则

呼吸功能不全的患者由于组织缺氧、胃肠功能障碍、摄入不足、机体处于应激状态、需求增加等，其营养不良的发生概率会大大升高。对于呼吸功能不全的患者，营养治疗的总体原则为"两高一低"，即高蛋白、高脂肪、低碳水化合物。呼吸功能不全患者营养治疗的基本方法为供能比蛋白质占 18% ～ 20%，脂肪占 30% ～ 40%，碳水化合物占 50% ～ 55%；此外，适当增加各种维生素及微量元素的摄入。

二、每日营养素供给量

营养素供给量（recommended dietary allowance, RDA）是指为满足机体营养需要，每日必须由膳食提供的各种营养素量。这是在需要量的基础上考虑了人群的安全率、饮食习惯、食物生产、社会条件等因素而制定的一个适宜数值，一般是需要量的平均值加两个标准差（满足 97.5% 人群的需要）。

营养素供给量是对一个群体的平均供给，而不是针对人群中任何一个个体的供给。它是依据营养科学的知识和实践，为群体制定的维持机体处于最佳状态的各种已知营养素的摄入量。

（一）一般原则

1. 热　量

对于肺部疾病患者，应供给足够的热量，可采用基于体重的简化公式 $[20 ～ 30kcal/（kg·d），1kcal ≈ 4.184kJ]$ 来确定机体热量需求。

2. 蛋白质

肺部疾病患者对蛋白质的需求量与其他疾病患者比较无明显差别。在机体处于中等应激状态时，每日给予蛋白质 1.0 ～ 1.5g/kg 即可维持良好的内环境稳态和正氮平衡；在机体处于重度应激状态时，可将蛋白质供给量加至 1.6～2.0g/（kg·d）。如发现蛋白质摄入不足，则可在标准整蛋白配方的基础上额外添加蛋白粉。

3. 脂 肪

（1）脂肪具有较低的呼吸熵，能减少二氧化碳产生，这对患者有利，尤其是对有高碳酸血症及通气受限的患者。但是，对于肌肉本身发生病变或化学感受器功能发生紊乱导致肺部疾病的患者而言，脂肪是不必要的。

（2）在摄入高脂肪饮食时，应注意调整脂肪酸的构成，以防高脂血症的发生或对网状上皮系统造成损害。饱和脂肪酸对网状上皮系统的完整性有益，且有助于隔离细菌，但过量的饱和脂肪酸会损伤肝脏，易导致动脉粥样硬化。不饱和脂肪酸，尤其是必需脂肪酸是合成前列腺素及花生四烯酸的前体，其与支气管及呼吸性细支气管平滑肌的收缩功能有关，且与免疫反应有关。前列腺素能刺激中性粒细胞移动，增强其吞噬功能。

（3）给予含中链甘油三酯（medium-chain triglycerides, MCT）的脂肪乳剂后，可降低蛋白质的氧化率和更新率，增加蛋白质的合成，产生节氮效应。因此，可在患者的高脂膳食中以 MCT 替代部分长链脂肪酸，这样不仅有利于患者的消化吸收，而且有利于正氮平衡的恢复。

（4）对于进行肠外营养治疗的患者，静脉输注脂肪乳剂会抑制正常的气体交换，并影响肺泡氧的交换，造成肺部结构损伤，加重肺动脉高压。这是因为脂肪乳在输注时，会对网状上皮系统和红细胞膜造成损伤，从而导致肺泡膜发生继发性改变。因此，除在患者病情恶化时必须应用肠外营养外，在患者能进食时，应尽早由肠外营养过渡为肠内营养。

4. 糖 类

（1）对于有严重通气功能障碍的患者，特别是伴高碳酸血症或准备脱机的患者，过量摄入糖类会引起二氧化碳累积，不利于患者脱机和血碳酸水平的降低。

（2）对于无明显通气受限或高碳酸血症的患者，或有呼吸机支持的患者，无须严格控制糖类摄入。

（3）由于糖类能促进血氨基酸进入肌肉组织，并在肌肉内合成蛋白质，而脂肪无此功效，故过分限制糖类摄入的膳食可引起酮症，导致组织蛋白过度分解以及体液和电解质的丢失。

（4）如果热量摄入充分，那么每日摄入 50 ～ 100g 易消化的糖类即可避免上述现象的出现。

5. 维生素及微量元素

在进行营养治疗时，应注意各种微量元素及维生素的补充，尤其是维生素 C、维生素 E、磷、钙、钾等的补充，应达到营养素供给量标准。

6. 水

（1）在急性期或伴有感染时，患者常存在体液潴留，故应注意控制液体摄入量，防止肺水肿加重。

（2）对于有肺动脉高压、肺源性心脏病和心力衰竭的患者，更应严格限制入液量，以防进一步加重心肺负荷，发生心肌泵衰竭、胃肠淤血等各种不良反应。

（3）若患者因严重感染出现脱水，或呼吸机支持引起液体丢失过多，以及过度限制水的摄入而出现脱水，则应增加液体的供给，纠正机体脱水。

（二）针对各型患者的营养支持

对所有收治的患者测量身高、体重，并采用营养风险筛查 2002 评分表（nutrition risk screening 2002, NRS 2002）进行筛查。对于 NRS 2002 评分 ≥ 3 分的患者，给予饮食指导及营养支持。

1. 轻型及普通型患者的营养支持

（1）目标热量为 25 ～ 30kcal/（kg·d）；目标蛋白质量为 1.0 ～ 1.5g/（kg·d）。

（2）对于胃肠功能正常，普通饮食能满足目标热量和目标蛋白质量的患者，可给予常规饮食。在食物多样化的同时，患者应每天摄入高蛋白类食物，包括鱼、瘦肉、蛋、奶、豆类和坚果。对于伴有发热的患者，应在日常基础上加量。患者应每天进食新鲜蔬菜和水果，特别是增加深色蔬菜及水果的摄入量。

（3）每天规律进餐，三餐定时，根据胃肠功能情况可增加上午及下午间餐；体重轻者建议晚上加餐；肠内营养制剂、水果、奶类、坚果等可作为间餐或加餐。

（4）对于 NRS 2002 评分 ≥ 3 分，需要进行营养支持的患者，主要采用口服肠内营养制剂（oral nutritional supplementation, ONS）补充营养；对于不能进食或进食不能满足目标热量 60% 的患者，给予管饲肠内营养；对于低白蛋白血症患者，给予口服蛋白质补充剂。

（5）在无法实施营养风险筛查的情况下，对于营养摄入不足、轻体重患者或老年患者，给予口服营养补充，建议患者每天口服不少于 400mL 的肠内营养制剂（提供热量不少于 400kcal）。

（6）建议适量口服复方维生素、矿物质制剂及深海鱼油等营养补充剂。

（7）关注体重，治疗期间不减肥，尽量维持体重或仅有轻度下降（1 个月体重下降低于 2%）。

（8）每天多次饮水，总量不少于 1500mL；可饮用白开水、绿茶、红茶、果汁、淡咖啡等，不得饮碳酸饮料。

2. **重型及危重型患者**

由医生、营养师、护士、药师等组成营养支持小组，采用 NRS 2002 或重症患者营养风险评分表对患者进行营养风险筛查；对于筛查阳性者，给予营养治疗。

（1）目标热量为 20 ～ 30kcal/（kg·d），在营养支持的早期或严重应激状态下，可给予允许性低热量 10 ～ 15kcal/（kg·d）。目标蛋白质量为 1.2 ～ 2.0g/（kg·d），适当增加支链氨基酸供给量；对于肾功能受损者，适当减少蛋白质摄入量。

（2）对于可正常进食的患者，给予均衡饮食；对于营养摄入不足者，给予口服营养补充；建议每天给予口服营养补充（orad nutritional supplements, ONS）不少于 500mL，可提供热量 500kcal。

（3）对于不能经口进食，或者经口进食不足目标热量 60% 的患者，给予管饲肠内营养（enteral nutrition, EN）。对于推荐进入重症监护病房的患者，在 48 小时内启动早期肠内营养；启动早期肠内营养的前提是患者血流动力学稳定。

（4）当肠内营养实施后 48 ～ 72h 内仍无法达到目标热量的 60% 及目标蛋白质量时，推荐尽早实施补充性肠外营养（supplemental parenteral nutrition, SPN）；对于危重型患者，应在肠内营养支持失败 48h 内启用肠外营养（parenteral nutrition, PN）。

（5）肠内营养推荐使用普通全营养配方；高血糖患者可使用高血糖全营养配方；合并肿瘤的患者可使用肿瘤全营养配方；应激严重的患者可使用增加 ω–3 多不饱和脂肪酸的配方；胃肠功能紊乱者可同时补充益生菌和益生元。

（6）肠外营养推荐使用全合一制剂取代多瓶输注，建议使用工业化多腔袋；推荐使用中长链脂肪乳取代长链脂肪乳；建议将鱼油脂肪乳作为肠外营养处方的一部分加以考虑；建议在肠外营养配方中常规添加复合维生素及复合微量元素制剂。

（7）肠外营养建议采用中心静脉置管或经外周静脉穿刺的中心静脉导管

（peripherally inserted central venous catheter, PICC）输注；加强护理，避免发生导管相关性感染。在肠外营养实施过程中（尤其是实施超过 2 周者），积极尝试肠内营养，从滋养性肠内营养逐步过渡至全量肠内营养、口服营养补充，最终过渡到正常饮食。

（8）ICU 的运动康复训练有助于恢复肠道功能，有助于尽早过渡到正常饮食。

（9）在肠内营养及肠外营养实施过程中，应同时进行营养干预效果监测，常规检测肝肾功能及血糖、电解质等，并监测肠道功能。疾病的好转同时是营养治疗有效的反映。

三、食谱举例

（一）宜食食物

具有清热、止渴和化痰作用的水果，如梨等；牛奶、瘦肉、蛋类及豆制品等富含优质蛋白质的食物；富含维生素、矿物质的新鲜蔬菜（如黄瓜、丝瓜、西红柿、冬瓜、绿豆芽等）和水果（如西瓜、柠檬、菠萝等）；挂面、面片、馄饨、粥等。

（二）忌（少）食食物

质地坚硬及含纤维素高的食物；禁食大葱、洋葱等刺激性食物，以免加重咳嗽、气喘等症状；忌油腻食物；忌酒。

（三）患者一日食谱

以中等身材的感染性肺炎患者为例，其食谱见表 7-1。

表 7-1 中等身材的感染性肺炎患者食谱

早餐	豆浆（200mL），鸡蛋羹（鸡蛋 50g），面包（标准粉 50g），拌黄瓜（100g）
加餐	苹果（200g）
午餐	米饭（大米 100g），胡萝卜、莴笋炒肉片（胡萝卜 50g，莴笋 100g，瘦肉 50g），清蒸鲫鱼（鲫鱼 75g），番茄豆腐汤（番茄 50g，豆腐 50g）
加餐	西瓜（250g）
晚餐	菠菜三鲜面（挂面 100g，菠菜 100g，鸡肉 50g，虾仁 50g）
加餐	牛奶（250mL）
热量	2041kcal，蛋白质 99g（19%），脂肪 65g（28%），碳水化合物 274g（53%）

注：全日烹调用油 30g。

第三节　食疗药膳

一、食疗药膳学的源流及原则

饮食对人体健康具有非常重要的意义，《黄帝内经》载有"凡欲诊病，必问饮食居处""药以祛之，食以随之"。食疗药膳以中医学的阴阳五行、脏腑经络、辨证施治理论为基础，按中医方剂学的组方原则和药物、食物的性味调配组合来调节机体功能，达到养生、防病、治病作用。

（一）食疗药膳学的源流

我国的食疗药膳源远流长。"药膳"一词最早出现于《后汉书·列女传》，其后《周礼·天官》记载有专门负责周天子饮食卫生的"食医"。到战国时期，《黄帝内经》记载了 8 首药食并用的方剂。约成书于秦汉时期，我国现存最早的药学专著《神农本草经》记载了多种既是药物又是食物的品种，如大枣、芝麻、山药、百合等。医圣张仲景在《伤寒杂病论》中也有记载一些药膳名方，如当归生姜羊肉汤、百合鸡子黄汤等，至今仍有实用价值。唐代名医孙思邈所著的《备急千金要方》专设"食治"一篇，共收载药用食物 60 余种。之后其弟子孟诜编撰了我国第一部食疗学专著《食疗本草》，食疗药膳已经较为丰富。至宋代官修医书《太平圣惠方》专设"食治门"，其中记载药膳达 160 首。元代设"尚食局"，太医忽思慧编著了我国最早的营养学专著《饮膳正要》，至此药膳方和食疗方已经十分丰富。到明清时期，药膳已经发展到了鼎盛时期，如明代有《食物本草》，清代有《食物本草会纂》《粥谱》等，均介绍了多种药膳的烹调方法和原理。此后，食疗药膳一直广为流传。

（二）食疗药膳的应用原则

药膳具有防治疾病和健身养生的作用，在应用时应遵循一定的原则。药物用于祛病救疾，见效快，重在治病；药膳多用于养身防病，见效慢，重在养与防。因此，食疗药膳不能代替药物疗法，而应遵循"药以祛之，食以随之"的原则。

1. 辨证施膳

辨证施膳是从中医学辨证论治发展而来的，指根据食性理论，以食物的四性、五味、归经、阴阳属性等与人体的生理密切相关的理论和经验作为指导，针对患者的证候，根据"五味相调，性味相连"的原则，以及"寒者热之，热者寒之，虚者补之，实者泻之"的法则，应用相关的食物和药膳治疗、调养患者，以达到养身防病的目的。患者的膳食主要分为温补、清补、平补、专病食谱四大类，剂型有粥、羹、汤、饼、茶、酒、面等。

2. 三因制宜

在运用药膳时，需要全面分析患者的体质、健康状况，以及所处的季节时令、地理环境等，做到因时制宜、因地制宜、因人制宜。中医学认为，天有三宝，日、月、星，人有三宝，精、气、神，天人相应，人脏腑气血的运行与自然界的气候变化密切相关。"用寒远寒，用热远热"，采用性味寒凉的药物或食物应避开寒冷的冬季，而采用性味温热的药物或食物应避开炎热的夏季。不同的地区，气候条件、生活习惯会有一定差异，人体生理活动和病理变化亦会不同。如我国南方潮湿，饮食多温燥辛辣；北方寒冷，饮食多热而滋腻；故在药膳选料时需要兼顾时与地的因素。同时，人的体质、年龄不同，用膳也应有所差异，如小儿脏腑娇嫩、气血未定，则饮食不宜大寒大热，避免滋腻厚味；老人多肝肾不足，脾胃健运能力不足，不宜过度进补，以免增加消化道的负担；妊娠期妇女恐动胎气，不宜使用辛香走窜、滑利峻泻、活血化瘀之品。

（三）食疗药膳的分类

1. 养生保健类药膳

养生保健类药膳指根据平素体质或慢性疾病的健康维护而使用的膳食，如素体气血亏虚之人可用补益气血的十全大补汤、八珍糕，用眼过多、眼睛疲劳者可服决明子鸡肝汤、枸杞菊花茶，睡眠不佳者可服酸枣仁粥，郁闷烦躁者可服玫瑰佛手茶等。

2. 未病先防类药膳

根据季节、气候变化予以相应的膳食加以预防，如春季易患感冒，可服太平汤；夏季易中暑，可服绿豆汤、荷叶粥；秋季易咳嗽，可服杏仁粥、秋梨膏；冬季寒冷，最宜服当归生姜羊肉汤。

3. 疾病治疗类药膳

根据疾病严格辨证施膳，如老人下焦虚冷、小便遗精，可服暖腰壮阳道饼；肺寒咳嗽者，可用川贝杏仁豆腐粥；肝气郁结、胀痛不舒者，可服佛手酒、陈皮玫瑰茶等。

4. 康复调养类药膳

对于病后初愈者，需根据其体质进行调养。气血两虚者，可服玉灵膏、八珍汤；阳虚者，可服当归生姜羊肉汤；阴虚者，可服沙参玉竹粥、地黄饮等。

二、食物的性味及药膳常用食材

（一）食物的性味

食物与中药一样具有四性五味。四性即寒、热、温、凉；五味指酸、苦、甘、辛、咸。五味入五脏，适量的五味可以补益相应的脏腑。《素问·至真要大论》曰："夫五味入胃，各归所喜，故酸先入肝，苦先入心，甘先入脾，辛先入肺，咸先入肾。"中医学讲究一个"中"字，即中正平和，过与不及都会导致阴阳失衡，脏腑受损，引发疾病。《彭祖摄生养性论》曰："五味不得偏耽，酸多伤脾，苦多伤肺，辛多伤肝，甘多伤肾，咸多伤心。"因此，在应用药膳食疗时，需要注意五味的浓淡相宜，针对不同性质的疾病选用不同性味的食物。

1. 酸养肝

酸味食物具有收敛、固涩的作用，可以抑制肝火，补肝阴之不足，但是过量食用恐伤脾胃，在五行理论中属于"肝木克脾土"；而脾主肌肉，其华在唇，"多食酸，则肉胝皱而唇揭"，即酸味食物摄入过量，可能导致肌肉角质变厚变硬，嘴唇失去光泽、肿胀、外翻。故有消化功能差、大便稀溏等脾虚症状者应少食酸味食物。

常见的酸味食物（见图7-1）有乌梅、五味子、酸枣、山楂、木瓜、石榴、醋、橘子等。

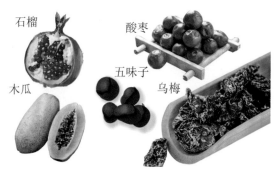

图 7-1　常见的酸味食物

2. 苦生心

苦味食物具有清热燥湿、泻下降逆的功效，可以降心火，但是过量食用恐伤肺，所谓"心火克肺金"。肺主皮毛，易导致"皮槁而毛拔"，即皮肤失去光泽，毛发掉落、稀疏。因此，有易感冒、咳嗽等肺气不足表现者应少食苦味食物。

常见的苦味食物（见图7-2）有百合、羊肉、苦瓜、银杏、慈姑、莲子心、茶叶、莴苣、猪肝等。

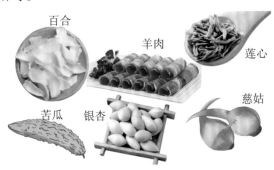

图 7-2　常见的苦味食物

3. 甘入脾

甘味食物具有补益气血、健脾养胃、缓急止痛的作用。脾胃为后天之本、气血生化之源。食疗药膳尤其注重脾胃的调理，脾胃健运才能将食物精华消化、吸收。但是土克水，肾主骨，其华在发，多食甜食可能导致"骨痛而发落"。因此，经常有腰膝酸软、耳鸣等肾虚症状者应少食甘味食物。

常见的甘味食物（见图7-3）有大枣、山药、甘蔗、粳米、牛肉、蒲公英、玉米、荠菜、莲藕、木耳、鲫鱼、燕窝、土豆、黄花菜、冬瓜等。

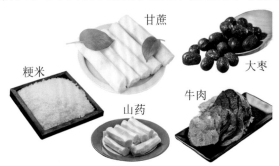

图 7-3　常见的甘味食物

4. 辛养肺

辛味食物具有发汗、行气理气的作用，可以补益肺气、疏通经络、预防风寒感冒。但是，过多食用辛味食物可能引起便秘、痔疮、口臭等，"多食辛，则筋急而爪枯"。此外，过量食用辛味食物还可能影响肝藏血、肝主筋的功能。因此，有头晕目眩、视物模糊等肝血虚症状者应少食辛味食物。

常见的辛味食物（见图7-4）有生姜、薄荷、鸡肉、葱、紫苏、香菜、花椒、玫瑰花、佛手、茴香等。

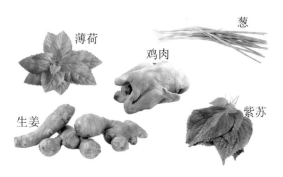

图 7-4　常见的辛味食物

5. 咸入肾

咸味食物具有泻下、软坚散结的作用，可以补肾养精、润下通便、消散肿块。但是，过多食用咸味食物可能导致肾气过盛而克制心气。心主血脉，其华在面，心气不足易导致面色枯槁无华。"多食咸，则脉凝泣而变色"，血脉凝聚，脸色变黑。因此，日常易出现心慌心悸、气短等不适者应少食咸味食物。

常见的咸味食物（见图7-5）有海带、海参、大麦、苔菜、泥螺、大豆、猪肉、海蜇、紫菜、海藻、蛤蜊等。

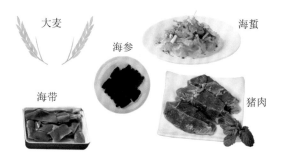

图 7-5　常见的咸味食物

（二）药膳常用食材

1. 广义的药膳原料

《黄帝内经》记载："五谷为养，五畜为益，五果为助，五菜为充。"广义的药膳原料包括五谷杂粮、水果、蔬菜、家禽、家畜以及水产海味等。

2. 狭义的药膳原料

狭义的药膳原料指中药食同源之品，如人参、黄芪、黄精、山药、茯苓、当归、贝母、杏仁、阿胶、豆豉、鱼腥草、板蓝根、蒲公英、枸杞、莲子、大枣、龙眼肉等。

3. 调味品类原料

调味品类原料包括盐、麦芽糖、冰糖、红糖、酱、醋、蜂蜜、酒等。

三、药膳举例

传染性呼吸疾病在中医学中属"疫"病范畴，病因为感受"疫疠"之气。"疫疠"之气为天地间的非时之气，首先攻击人体的中正之气，也就是中央脾土，会引起患者食欲缺乏、乏力、免疫力下降。脾土虚弱不能生肺金，就会导致肺功能受损。

在抗击传染病过程中，要掌握少食原则。这是因为人体内气的流动需要空间，而胃肠道的过分充实不仅会阻碍气机流通，尤其是肥甘厚味、黏腻难消化的食物，还会耗损人体的正气。

（一）疾病各期药膳举例

1. 疾病早期的药膳

在传染性呼吸疾病的早期，相当于未病、欲病时期，需要针对脾肺给予相应的膳食，提升正气，帮助身体内的气血流通，如山药大枣排骨汤、山药白术猪肚汤、当归白术炖鸡汤等，可健脾补气，补肺强身，每周可选择一二道食用。另外，可煮补土固金粥（百合15g、玉竹15g、银耳15g、甜杏仁12g、山药30g、薏苡仁30g、粳米适量），每日随餐食用。并以桑菊御温饮（霜桑叶5g、菊花3g、鱼腥草3g、桔梗5g、陈皮3g、茯苓5g、生甘草3g）每日开水冲泡代茶饮。

例：山药大枣排骨汤（见图7-6）

山药200g，大枣5枚，排骨200g，蒜头30g，水发枸杞15g，姜片10g，葱花5g，盐2g，料酒15mL，食用油5mL。

锅中热油爆香姜蒜，倒入焯水后的排骨，炒匀，淋料酒，注入清水没过食材，倒入山药块、大枣，大火煮开转小火炖 1h，再倒入泡发好的枸杞，大火炖10min，加盐调味拌匀，洒上葱花即可。

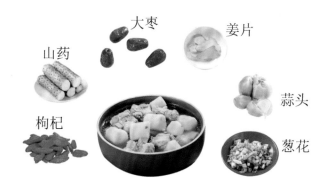

图 7-6　山药大枣排骨汤

2. 疾病发展期的药膳

此期应以药物治疗为主，食疗药膳辅助，不可喧宾夺主，且需严格辨证施膳。

寒湿郁肺者，表现为发热、乏力，周身酸痛，咳嗽咳痰，胸紧憋气，纳呆，恶心、呕吐，大便黏腻不爽，舌质淡红或淡胖有齿痕，苔白厚腐腻或白腻，脉濡或滑，可用麻黄杏仁豆腐汤、葱豉汤，宣肺止咳，发汗散寒。

湿热蕴肺者，表现为低热或不发热，微恶寒，乏力，头身困重，肌肉酸痛，干咳少痰，咽痛，口干不欲多饮，或伴有胸闷脘痞，无汗或汗出不畅，或见呕恶纳呆，便溏或大便黏腻不爽，舌淡红，苔白厚腻或薄黄，脉滑数或濡，可用鱼腥草桔梗汤、泽泻马蹄汤，清热化痰，滋阴润肺。

例：麻黄杏仁豆腐汤（见图 7-7）

豆腐 300g，杏仁 10g，麻黄 10g，姜片 5 片，盐 2g。

麻黄加水煮开 15min，捞出，麻黄汤中加入豆腐块、杏仁、姜片，小火煮15min，加盐调味拌匀即可。

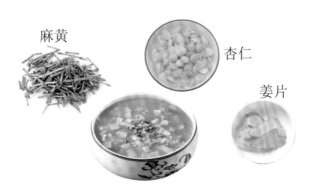

图 7-7　麻黄杏仁豆腐汤

3. 疾病恢复期的药膳

恢复期是药膳一展拳脚的时候。恢复期，经过疫毒的肆虐，人体往往正气虚衰，伤及肺、脾、肾三脏，需要加以康复。

脾肺气虚者，表现为气短，倦怠乏力，食欲缺乏，呕恶，痞满，大便无力，便溏不爽，舌淡胖，苔白腻，可用参枣芪精粥、补土固金粥、健脾膏、四君子炖鸡汤、山药枳实炖鸭汤等。粥类可每日随餐食用，汤类每周 2 ~ 3 次，并以参芪术苓饮（党参 3g、黄芪 3g、炒白术 3g、茯苓 3g、炙甘草 3g）每日开水冲泡代茶饮。

气阴两虚者，表现为乏力，气短，口干口渴，心悸，多汗，食欲缺乏，低热或不热，干咳少痰，舌干少津，脉细或虚无力，可用玉灵膏、桑葚膏、沙参玉竹粥、石斛汁等。玉灵膏是一款经典的补益气血方，源自清代医家王孟英的《随息居饮食谱》，将干的龙眼肉与西洋参以 10 : 1 的比例配备，隔水蒸 40h 而成，可每日早晚一勺的开水冲调食用。

例：参枣芪精粥（见图 7-8）

人参 3g，黄芪 10g，黄精 5g，红枣（去核）5 枚，粳米 100g。

将前三味药放入砂锅内煮开 15min，去渣取汤，放入粳米和红枣，煮成稀粥，加红糖适量拌匀即可。

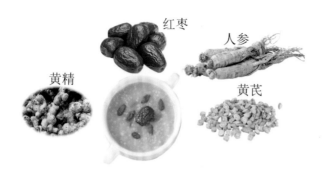

图 7-8　参枣芪精粥

（二）药膳使用注意事项

1.在注意中药配伍禁忌的同时，关注食物与药物的禁忌，如黄连、甘草、乌梅、桔梗忌猪肉，鸡肉忌黄鳝，白术忌大蒜、桃、李，人参忌萝卜等。

2.患病期间应遵守少食原则，使脾胃保持一定的运转空间，忌生冷、辛辣、油腻等刺激性食物与难消化的食物。

3.由高血压、冠心病及严重心、肝、肾脏疾病引起水肿者，饮食少放盐，清淡。

4.糖尿病患者慎用或不用以淀粉类或糖类烹调的药膳。

5.高血脂、动脉粥样硬化性疾病患者应注意食用低脂肪膳食。

6.应用中药时不得使用金属制品。

7.建议咨询专业医生，在医生的指导下应用药膳。

参考文献

［1］蔡威.临床营养学.上海：复旦大学出版社，2012.

［2］范文昌,梅全喜,葛虹.中医药膳食疗.北京：化学工业出版社，2017.

［3］王士雄.随息居饮食谱.杭州：浙江人民美术出版社，2018.

［4］中国医师协会.临床技术操作规范临床营养科分册（试行）.北京：人民军医出版社，2010.

［5］中国医师协会.临床诊疗指南临床营养科分册（试行）.北京：人民军医出版社，2010.

［6］中国营养学会.中国居民膳食营养素参考摄入量（2013年版）.北京：科学出版社，2013.

（钱展红　杨　婷　叶　青）

第八章

物理因子疗法

感染呼吸道病毒后，人体会出现咳嗽、流涕、鼻塞和咽痛等症状，可伴有发热、寒战、头痛和肌痛等不适，也可能有中耳炎、肺炎、脑炎等情况的发生。同时，也容易出现其他并发症，如制动引起的肌肉萎缩、静脉血栓等。不同的呼吸道病毒会侵害人体不同的其他系统，对其造成影响。

物理因子治疗是采用声、光、电、热、磁等方法作用于人体，有调节人体生理机制、促进功能康复、增强适应能力的作用。本章将基于人体的各大系统来阐述感染呼吸道传染性病毒的患者临床上使用频率较高的物理因子。

第一节 各系统物理因子疗法

一、呼吸系统

病毒进入呼吸道侵犯鼻、咽、扁桃体、喉、肺而引起炎症。对于不同部位采用不同物理因子治疗，有利于炎症吸收。

（一）超声雾化吸入疗法

1. 原　理

超声雾化吸入疗法是指应用超声波声能，通过超声发生器薄膜的高频震荡，使药液变成细微的气雾的方法。其特点是雾量大小可以调节，雾量小且均匀

（直径在 $5\mu m$ 以下），药液随深而慢的吸气由呼吸道进入终末支气管和肺泡。

2. 操 作

在雾化器水槽内加冷蒸馏水，在雾化罐内放入药液，稀释至 $30 \sim 50mL$，将罐盖旋紧，把雾化罐放入水槽内，将水槽盖盖紧。接通电源，打开电源开关，预热，再开雾化开关，药液成雾状喷出，根据患者需求调节雾量。在患者吸气时，将面罩覆于其口鼻部，呼气时启开；或将"口含嘴"放入患者口中，嘱其紧闭口唇深吸气。每次使用时间一般为 $15 \sim 20min$，治疗毕，先关雾化开关，再关电源开关，否则易损坏电子管。整理用物，倒掉水槽内的水，擦干水槽。

3. 禁忌证

无特殊禁忌证。

4. 注意事项

（1）超声雾化器水槽中的水需要约 $250mL$，液面高度约 $3cm$，要浸没雾化罐底的透声膜。

（2）在使用过程中，如发现水槽内水温超过 $60℃$，则可调换冷蒸馏水，换水时要关闭机器。

（3）如发现雾化罐内液体过少，影响正常雾化功能，则应继续增加药量，但不必关机，只要从盖上小孔向内注入即可。

（4）每次使用完毕，将雾化罐和"口含嘴"浸泡于消毒溶液内。

（二）超短波治疗

1. 原 理

呼吸道传染性疾病的大部分患者会有肺部感染或肺部炎症。超短波治疗可以达到人体较深部位，作用较均匀。对于伴湿啰音的肺炎患儿，无热量超短波治疗可以加快肺内炎性渗出及吸收；对于慢性炎症，超短波具有促使炎症局限、吸收，促进脓肿成熟的作用。

2. 操 作

患者取仰卧位，将超短波两片电极于胸背部前后对置固定（见图 8-1），电极大小根据患者体型调整。治疗时，电极与皮肤之间垫以衬垫，将电极与衬垫用一次性棉布隔离巾包裹，采用无热量治疗，治疗时间为每次 $10 \sim 15min$。治疗结束取下电极，将一次性隔离巾丢入医疗垃圾桶。

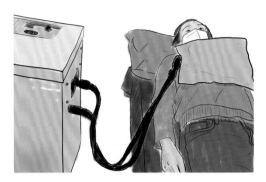

图 8-1 超短波治疗示意

3. 禁忌证

（1）有肺部恶性肿瘤或肺结核的患者。

（2）有出血倾向的患者。

（3）高热患者。

（4）植入心脏起搏器者。

（5）严重心肺功能不全者。

另外，感觉障碍者慎用。

4. 注意事项

（1）超短波治疗仪器需为小功率超短波。

（2）患者所穿衣服需干燥。需脱去有纽扣的衣服。衣物材质以棉质最佳。

（3）超短波治疗要求在有防护的单独治疗室进行。对于生活可以完全自理的轻症患者，可以进行超短波治疗；而对于呼吸道传染病卧床患者，因转移及仪器消毒方面的困难，难以进行超短波治疗。

（4）电极和衬垫应该用一次性隔离巾包裹。电极每日消毒 2 次，衬垫每日更换 2 次，更换的衬垫需要消毒处理。

（三）微波治疗

1. 原　理

针对肺部及支气管炎症进行微波（一般为分米波）治疗，可扩张局部组织血管，解除支气管痉挛，改善血液循环和肺泡通气换气功能，提高细胞膜通透性，促进机体新陈代谢和炎症的吸收与消散。

2. 操　作

患者取俯卧位或坐位，微波治疗以脉冲工作模式、非接触辐射的方式对患者肺部进行局部照射，微波辐射器垂直于背部进行治疗，距离皮肤约 5cm，取无热量治疗，每次治疗 10～15min。

3. 禁忌证

同超短波治疗。

4. 注意事项

（1）对于呼吸道传染性疾病患者，在仪器消毒上有一定不便，所以建议不使用接触辐射器。

（2）同超短波治疗。

（四）直流电碘离子导入疗法

1. 原　理

直流电碘离子导入疗法是利用同性相斥的原理，通过人体皮肤的毛孔和汗腺管口将碘离子导入人体组织。碘的主要作用为软化瘢痕，松解粘连，促进慢性炎症消散。直流电碘离子导入疗法对肺组织的间质病变、肺纤维化进行有针对性的局部治疗，加速弥散过程，改善组织营养等作用，从而加速肺部病变的吸收和消散。

2. 操　作

患者取舒适位，暴露皮肤，检查局部皮肤有无破损，将阴极用相同面积的一次性滤纸用含碘药液浸湿，再在治疗部位皮肤上依次放上衬垫和电极；阳极所用的滤纸用温水浸湿，也依次放上衬垫和电极。将电极的阳极置于前胸（上界于喉结下），电极的阴极置于后背（上界于肩胛上角），碘离子从阴极导入。接通电源，缓慢调节输出按钮，强度以患者耐受为适。每次治疗 15～20min。治疗结束将电流调回零位，取下衬垫与电极，将滤纸丢于医疗垃圾桶。

3. 禁忌证

（1）植入心脏起搏器者。

（2）有高热或出血倾向者。

（3）治疗部位有肿瘤者。

4. 注意事项

（1）治疗前询问患者对拟导入的药物有无过敏史，对可能发生过敏的患者做皮肤敏感测试。

（2）所导入药液的配制溶剂一般为蒸馏水、无离子水、葡萄糖溶液等。

（3）应将配制的含碘药液（一般为碘化钾）放在玻璃瓶内保存，瓶盖要盖严实，一般保存时间不超过1周。

（4）昏迷或皮肤感觉障碍患者慎用该治疗方法。

（五）体外膈肌起搏器

1. 原　理

体外膈肌起搏器能帮助患者改善心肺功能，促进排痰。体外膈肌起搏器的基本原理是功能性电刺激膈神经，电刺激后兴奋胸锁乳突肌外下的神经纤维，产生神经冲动，向下传至神经末梢，引起膈肌收缩。作为一种无创伤性膈肌起搏通气方法，其优点是无创伤性地增加膈肌血流及能量，有助于减轻膈肌疲劳、增强膈肌收缩力、增加潮气量及改善肺通气功能，促进 CO_2 排出以降低发生高碳酸血症的风险。它可以通过刺激膈神经反射性地诱发咳嗽、刺激排痰，是一种新的排痰治疗方法。

2. 操　作

打开电源，患者取舒适位，将两块主电极片分别置于两侧胸锁乳突肌外侧缘下 1/3 处，另外两块辅助电极片置于两侧锁骨中线与第二肋相交处。打开输出键，根据患者耐受情况调整起搏频率、脉冲频率及刺激强度。一般起搏频率为 9～15 次 /min，脉冲频率为 30～50Hz，刺激强度为 12～30 个单位，每次治疗 30min。治疗结束后，电流归零，取下电极，关闭电源。

3. 禁忌证

（1）装有心脏起搏器的患者。

（2）治疗部位皮肤有破损或感染性伤口的患者。

（3）治疗部位有肿瘤者。

（4）妊娠期妇女。

4. 注意事项

（1）电极为专人专用。若电极的黏性减小，则需要更换电极。

（2）对血压不稳定或控制不良的患者，需要监测血压。

（六）振动排痰治疗

1. 原 理

振动排痰机是作用于胸部的振动治疗仪器，它在垂直方向产生的叩击、震颤的治疗力，可促使呼吸道黏膜表面黏液和代谢物松弛和液化；在水平方向产生的定向挤推、震颤的治疗力，可以帮助已液化的黏液按照所选择的方向排至主气道，即从细支气管到支气管再到气管，为以后的吸引器吸痰创造条件。另外，叩击、震颤和挤推三种功能可改善肺部血液循环，预防静脉淤滞，松弛呼吸肌，改善全身肌张力，有利于肺部代谢及生理功能恢复。

2. 操 作

患者一般取侧卧位，治疗时先做一侧，然后给患者翻身，再做另外一侧。采用成年人常用固定程序模式，根据患者情况，治疗频率在 20～35Hz，双手持振动排痰机把柄（见图 8-2），将叩击头套上专用防护套并置于叩击处，在所需扣击部位缓慢移动前行，每处停留 10～20s；顺序一般从肺下叶开始，慢慢向上叩击，方向为自下向上、由外向内，在听诊有干湿啰音增多部位可延长时间、增加频率；对于不能翻身者，可选择对前胸和两肋部位进行治疗。每侧肺每次治疗 10min。

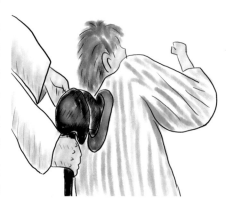

图 8-2 排痰治疗示意

3. 禁忌证

（1）安装心脏起搏器的患者。

（2）治疗部位有局部出血、未愈合伤口或局部感染、炎症的患者。

（3）治疗部位有肿瘤者。

4. 注意事项

（1）治疗不能在饱食后进行，最好于餐前或餐后 2h 进行。

（2）若条件允许，则在治疗前进行 15min 雾化治疗，治疗后 5min 给予吸痰，治疗效果更佳。

（3）防护套需专人专用。

二、运动系统

重型或危重型呼吸道传染性疾病患者需要卧床，长期制动容易出现肌肉失用性萎缩的现象，而采用电刺激治疗可以预防肌肉萎缩。

（一）神经肌肉电刺激疗法

1.原　理

神经肌肉电刺激疗法是采用低频脉冲电流刺激运动神经或肌肉，使骨骼肌收缩以恢复运动功能的一种电刺激治疗。神经肌肉电刺激可以帮助增加肌肉体积和改善运动单位募集，以预防因制动导致的肌肉萎缩。

2.操　作

打开电源，患者取舒适位，暴露治疗部位，将电极固定于相应部位，选择适当的刺激参数，强度以引起肌肉强直收缩为度，治疗时间为20min。可将电极按要求置于股四头肌、胫前肌、伸腕肌、肱三头肌处。治疗结束，将电流输出归零，取下电极，检查皮肤，关闭电源。

3.禁忌证

（1）安装心脏起搏器的患者。

（2）外周血管存在血栓者。

（3）治疗部位出现感染或破损者。

4.注意事项

（1）电极为专人专用。若电极的黏性减小，则需要更换电极。

（2）为避免电灼伤，应将电极与皮肤紧密接触。

（3）治疗前检查局部皮肤有无破损。若有大面积破损，则不能进行治疗。当破损范围较小时，电极的放置应避开破损处。治疗部位最好剃除毛发。

（4）治疗过程中应密切注意患者情况。治疗开始后数分钟，患者会感觉到刺激变弱，可随患者感觉调整电流强度。电流强度，应不引起患者疼痛为度。

（二）干扰电疗法

1.原　理

干扰电疗法是中频电疗的一种，不同差频干扰电流有不同的治疗作用，比如1～10Hz差频电流可以引起正常骨骼肌的收缩，可以预防制动导致的肌肉萎缩。

2. 操　作

打开电源，患者取舒适位，暴露治疗部位，根据不同部位选择合适大小的自黏电极，将电极交叉吸附于相应部位，选择适当的刺激参数，强度以引起肌肉强直收缩为度，治疗时间为20min。电极可按要求置于患者下肢及上肢。

3. 禁忌证

同神经肌肉电刺激。

4. 注意事项

（1）两路电路4个交叉点应分别位于股四头肌、胫前肌、肱三头肌、伸腕肌处。在放置电极时，应尽可能使电流沿肌纤维走行方向。

（2）在调节输出时，必须两组同时、速度一致、强度相同。

（3）其余的注意事项同神经肌肉电刺激疗法。

（三）调制中频电疗

1. 原　理

调制中频电疗可以用于治疗失用性肌肉萎缩。与干扰电疗法相比，其优点是间调波可让肌肉在收缩后得到充分的休息，有利于再次收缩。与低频电流相比，中频电流对皮肤刺激性小，局部组织电阻低，人体可更好耐受。

2. 操　作

打开电源，患者取舒适位，选择合适大小的电极，将电极固定于相应部位，选择处方或调解参数，按下输出键开始治疗，缓慢调节电流强度并以引起肌肉收缩、患者耐受为度，治疗时间为20min。可将电极按要求置于股四头肌（见图8-3）、胫前肌（见图8-4）、伸腕肌（见图8-5）、肱三头肌（见图8-6）处。治疗结束，电流输出归零，取下电极，检查皮肤，关闭电源。

3. 禁忌证

同神经肌肉电刺激疗法。

4. 注意事项

同神经肌肉电刺激疗法。

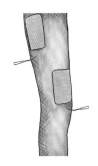

图 8-3　股四头肌中频电极放置

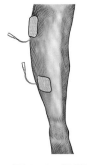

图 8-4　胫前肌中频电极放置

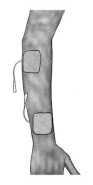

图 8-5　伸腕肌群中频电极放置

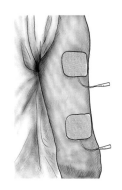

图 8-6　肱三头肌中频电极放置

三、消化系统

部分感染新冠病毒病例早期的症状中有腹泻等胃肠道的症状。呼吸道疾病患者如若病情危重需要卧床较长时间，则容易出现胃液分泌减少、胃内食物排空速率减慢、食欲下降的情况，造成蛋白质和碳水化合物吸收减少，发生一定程度的低蛋白血症，胃肠蠕动减弱会使食物残渣在肠道中停留时间过长，水分吸收数过多，出现大便干结导致排便困难或便秘。

（一）磁场疗法

1. 原　理

在胃肠功能低下时，磁场可使平滑肌肌电活动增强；在胃肠功能亢进时，磁场可抑制平滑肌的电活动。磁场对胃肠道功能具有双向调节作用。磁场疗法中的脉冲磁疗法和静磁法中的直接敷磁法是较为常见的治疗方法。

2. 操　作

（1）脉冲磁疗法：患者取仰卧位，暴露腹部。将脉冲磁疗仪的磁头用75% 乙醇溶液消毒后放置于腹部，根据仪器面板调节相应治疗参数，每次治疗时间为 15 ～ 30min。

（2）直接敷磁法：用75%乙醇溶液清洁患者治疗部位后，将磁片用胶布等固定用品直接固定在相应穴位（如神阙、天枢、足三里），磁场作用于穴位可产生类似针刺的作用。

3. 禁忌证

（1）安装心脏起搏器者。

（2）妊娠期妇女。

4. 注意事项

（1）治疗前去除治疗部位及附近的金属物、磁卡、手表等，以免被磁化。

（2）治疗后如出现血压波动、头晕、恶心、嗜睡或严重失眠等不适症状，应停止治疗。

（3）直接敷磁法保留一周后去除磁体并检查皮肤，如需再次治疗，需休息 1 ～ 2d。

（二）红外线治疗

1. 原　理

红外线治疗采用红外线的生物效应及热效应，增强血液循环促进炎性吸收。红外线照射腹部可以使局部温度略高于体温，增强局部组织对药物的吸收，提高药物的敏感性，增强治疗效果，减少腹泻。特定电磁波治疗器能发出长波红外线，因其使用方便在临床上使用较多。

2. 操　作

特定电磁波治疗（长波红外线治疗）（见图 8-7）：患者仰卧暴露腹部，将特定电磁波治疗器预热后将照射头垂直置于皮肤上方约 30cm 处，根据患者的感觉调整距离，以温热感觉为适，每次治疗 15 ～ 30min。

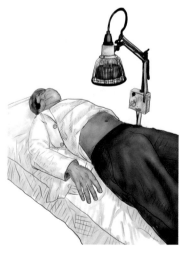

图 8-7　特定电磁波治疗器照射腹部示意

3. 禁忌证

（1）高热患者。

（2）有水肿增殖的瘢痕的患者。

（3）过敏性皮炎患者。

（4）妊娠期妇女。

4. 注意事项

（1）对于神志昏迷患者或感觉障碍、血液循环障碍者，一般不予以照射。

（2）避免红外线直射眼睛以免对眼睛造成永久损伤。

（三）调制中频电疗

1. 原　理

调制中频可以用于治疗便秘。通过低频调制中频电引起肌肉收缩而对胃肠道平滑肌产生影响，促进胃肠道蠕动，改善卧床时间久所导致的便秘。

2. 操　作

打开电源，患者取仰卧位，选择合适大小的电极，将电极固定于腹部肚脐两侧，选择处方或调解参数，按下输出键开始治疗。缓慢调节电流强度，强度以患者耐受为度，治疗时间为 20min。治疗结束，电流输出归零，取下电极，检查皮肤，关闭电源。

3. 禁忌证

同神经肌肉电刺激。

4. 注意事项

同神经肌肉电刺激。

四、免疫系统

免疫系统是人体的防御系统，包含非特异性免疫和特异性免疫两类。免疫应答是指机体免疫系统接受抗原刺激发生一系列反应，并以排出或分解该抗原为目的的反应过程，"发热激活物"可作为免疫应答中的"抗原"。非特异性免疫有免疫屏障、吞噬作用、体液作用三方面的功能，在抵抗呼吸道病毒感染中起重要作用。

（一）物理降温

1. 原　理

发热是由于体内致热原刺激体温调节中枢导致体内产热增加、散热减少而出现的一种现象。物理降温通过增加散热的方法达到退热的目的。温降温是在提高环境温度的前提下，用温热毛巾擦敷身体、洗温水澡等使皮肤血管扩张，有利于体内热量排出。冷降温则是使用冰袋或者退热贴，通过热传导将人体的热量带到身体外。

2. 操　作

（1）冷降温：从冰柜取出冰袋，用干毛巾包裹好后置于患者额头及双腋下。嘱患者夹紧腋下冰袋。治疗过程中注意询问患者感觉。治疗结束，检查皮肤情况，把干毛巾放入处理袋等待消毒，将冰袋消毒后再放入冰柜。

（2）温降温：从恒温水箱中取出湿热敷袋，用干毛巾包裹好后置于患者额头、颈动脉、腋窝、腹股沟、腘窝及手脚部位。在湿热敷袋和皮肤之间垫上干毛巾，毛巾厚度以患者舒适的热量为准。治疗结束，检查皮肤情况，把干毛巾放入处理袋等待消毒。

3. 禁忌证

（1）感觉障碍或对冷耐受度低下者。

（2）冷降温不适合冷球蛋白血症患者。

（3）冷降温不适合雷诺综合征患者。

（4）感染或开放性伤口部位。

4. 注意事项

（1）注意干毛巾裹后冰袋的温度，不能太冰，要防冻伤。

（2）将处理袋的干毛巾统一消毒。

（3）没有湿热敷袋可以用毛巾于温水中浸湿代替。

（4）注意温度，湿热敷袋不能太凉也不能太烫。

（二）紫外线治疗

1. 原　理

小剂量紫外线照射后产生组胺、类组胺等生物学高活性物质，经血液循环可作用到交感神经系统和垂体 – 肾上腺系统，在一定程度上可加强全身免疫功能。

2. 操　作

使用落地式高压汞灯，波长 365nm，功率 800W。照射部位：以第 2 腰椎为中心（正对肾上腺部位），照射距离 50cm，面积 20cm×15cm。照射前测定每位患者的生物量，按实际生物剂量进行照射，由 0 级开始，维持量为 20%，照射时间为 0.5～1.5min，平均为 1min。首次照射于测量紫外线生物剂量（最小红斑量，minimal erythema dose，MED）24h 后进行。

3. 禁忌证

（1）光敏性疾病患者。

（2）中毒伴发烧、发疹的传染病患者。

（3）重症心、肾疾病患者。

（4）着色性干皮病患者。

（5）妊娠期妇女。

4. 注意事项

（1）患者需戴护目镜或用罩单遮盖眼睛，只裸露照射野，其他部位必须用治疗巾遮盖好。

（2）紫外线灯管的照射强度随着时间的延长而衰减，应登记各灯管的启用时间，每隔 3 个月测 1 次 MED。

（3）灯管类型不同，需要的预热时间也不同。

（4）大面积脱皮、明显色素沉着者应停止照射。

（三）激光照射治疗

1. 原　理

氦氖激光照射后可以增强机体的免疫力，如照射胸腺区可以增强细胞的免疫功能；照射脾区可以促进 B 细胞分化，从而增强机体的体液免疫功能；照射腹部可以使腹腔内巨噬细胞吞噬活性增加，证明氦氖激光具有免疫调节的作用。

2. 操　作

患者取舒适位，暴露治疗部位，将氦氖激光辐射器放置于患者上述治疗区之上，一般距离皮肤约 10cm，打开开关调节治疗强度（小剂量），每次治疗 5min。

3. 禁忌证

照射区局部有金属植入物者。

4.注意事项

（1）辐射器虽不直接接触患者，但需每日将仪器消毒 2 次。

（2）照射时，患者不得直视辐射器，治疗人员及患者戴护目镜。

（四）磁场疗法

1.原　理

实验表明磁场能够提高白细胞吞噬率，提高补体水平，提高免疫球蛋白水平，提示磁场具有提高人体机体细胞免疫及体液免疫功能的生物学效应。动磁法中的脉冲磁疗法可以用于提高免疫功能。

2.操　作

脉冲磁疗法：患者取仰卧位，暴露腹部，将脉冲磁疗仪的磁头用 75% 乙醇溶液消毒后放置于患者脾区，根据仪器面板调节相应治疗参数，每次治疗 15～30min，每日治疗 1 次。

3.禁忌证

（1）安装心脏起搏器者。

（2）妊娠期妇女。

4.注意事项

（1）治疗前去除治疗部位及附近的金属物、磁卡、手表等，以免被磁化。

（2）治疗后如出现血压波动、头晕、恶心、嗜睡或严重失眠等不适症状，应停止治疗。

（五）红外线治疗

1.原　理

红外线治疗除可改善血液循环以外，还可以使动脉及毛细血管周围出现细胞移行、浸润，使吞噬细胞功能增强，抗体形成增多。采用红外线照射穴位有增强抵抗力作用。

2.操　作

特定电磁波治疗（长波红外线治疗）：患者取坐位，暴露治疗部位，将特定电磁波治疗器预热后，将照射头垂直置于患者颈后大椎或者膝下足三里处上方约 30cm 处，根据患者的感觉调整距离，以温热感觉为适，每次治疗 15～30min。

3. 禁忌证

（1）高热。

（2）水肿增殖的瘢痕。

（3）过敏性皮炎。

4. 注意事项

（1）对神志昏迷患者或感觉障碍、血液循环障碍者，一般不予以照射。

（2）避免红外线直射眼睛，以免对眼睛造成永久性损伤。

五、循环系统

新冠病毒感染会造成心肌损伤和凝血功能损伤。病毒会加强促凝因素，从而增加血栓形成的风险；而患者长期卧床，缺乏运动，肌肉泵的效应明显降低，易使末端肢体的血液回流减缓，容易形成深静脉血栓。血栓脱落易引起肺栓塞，危及患者生命。

（一）磁场疗法

1. 原　理

当生物磁场作用于人体反射区（如内关穴附近）时，可以改变狭窄动脉中平滑肌细胞的生物电，从而扩张血管并增强心肌的血液供应，帮助恢复心脏组织的正常血液供应。采用静磁法中的直接敷磁法，磁片作用于穴位可产生类似针刺的作用。

2. 操　作

直接敷磁法：用75%乙醇溶液清洁患者治疗部位后，使用胶布等固定用品将磁片直接固定于内关穴位。

3. 禁忌证

妊娠期妇女。

4. 注意事项

（1）治疗后如出现血压波动、头晕、恶心、嗜睡或严重失眠等不适症状，应停止治疗。

（2）直接敷磁法保留一周后去除磁体并检查皮肤，如需再次治疗，需休息1～2d。

（二）气压治疗

1. 原　理

气压治疗可以帮助提高组织液的静水压，促进静脉血和淋巴液回流；增加纤溶系统活性，刺激内源性纤维蛋白溶解活性；促进血管内皮细胞释放一氧化氮，舒张血管。

2. 操　作

检查治疗仪，打开开关，患者仰卧去除饰物，穿上一次性无纺布手、腿套，将气囊筒套（见图 8-8）套于上下肢，拉好拉链。设定压力和治疗时间，开始治疗。每次治疗 20 ～ 30min，每日 1 ～ 2 次。治疗结束将一次性无纺布手、脚套丢于医疗垃圾桶。

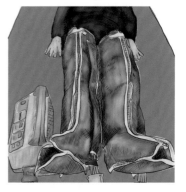

图 8-8　双下肢气压治疗示意

3. 禁忌证

（1）充血性心力衰竭或肺水肿。

（2）急性深静脉血栓、血栓性静脉炎。

（3）淋巴或静脉回流完全受阻。

（4）周围动脉疾病或溃疡。

（5）急性局部皮肤感染。

（6）严重低蛋白血症。

（7）动脉血管重建术后。

4. 注意事项

（1）治疗可以以下肢为主。

（2）尽可能在患者清醒状态下进行治疗。

（三）调制中频电疗

1. 原　理

调制中频电疗通过电流节律性地刺激腓肠肌。通电时，肌肉收缩可促进静脉和淋巴管排空；断电时，肌肉松弛可使静脉和淋巴管易于充盈。反复收缩和松弛对静脉和淋巴都有促进回流作用。

2.操 作

打开电源，患者取舒适位，选择合适大小的电极，将电极固定于一侧小腿腓肠肌肌部，选择处方或调解参数，按下输出键开始治疗，缓慢调节电流强度，电流强度以引起肌肉收缩、患者耐受为度，治疗时间为 20min。治疗结束，电流输出归零，取下电极，检查皮肤，关闭电源。

3.禁忌证

同神经肌肉电刺激。

4.注意事项

同神经肌肉电刺激。

六、内分泌系统

新冠病毒重症和危重症病例除就诊时间、年龄这些病史上的因素外，多数患有其他基础性疾病，如高血压、糖尿病。对中东呼吸综合征患者相关基础疾病分析表明，有既往基础疾病者，中东呼吸综合征的患病率升高，病死率也升高。

磁场疗法

1.原 理

磁场疗法能够控制血压，纠正血流动力学和微循环紊乱，降低小动脉和毛细血管前括约肌的张力，调节微循环的血流量。有研究显示，长期饮用磁处理水能明显降低血液黏稠度，降低血清总胆固醇和甘油三酯水平，并能增强红细胞膜的变形能力，对动脉硬化的发生和发展有抑制作用，对血压和心率的改善有一定的作用。改善内分泌最简单、常用的治疗有静磁疗法中的直接敷磁法和磁处理水法。

2.操 作

（1）直接敷磁法：将磁贴直接贴于调节内分泌的相应穴位。

（2）磁处理水法：将经医用磁水器处理过的水煮沸（不宜多次煮沸）后装入容器，成年人每日饮 2500 ～ 3000mL，清晨空腹饮 1000mL，其余分次饮用。

3.禁忌证

（1）直接敷磁法适用于妊娠期妇女。

（2）磁处理水法无禁忌证。

4. 注意事项

（1）采取磁处理水法的患者也可按自己喝水习惯饮用磁处理水。

（2）治疗后如出现血压波动、头晕、恶心、嗜睡或严重失眠等不适症状，应停止治疗。

（3）直接敷磁法保留一周后去除磁体并检查皮肤，如需再次治疗，需休息1～2d。

七、泌尿系统

新冠病毒感染者中，有3%～10%出现了肾功能异常，表现为肌酐或尿素氮水平升高。此外，7%的患者出现了急性肾损伤。肾小球球囊腔内见蛋白性渗出物，肾小管上皮变性脱落，可见透明管型间质充血，也可见微血栓和灶性纤维化。

微波治疗

1. 原　理

对肾区进行微波（一般为分米波）治疗，可扩张局部组织血管，排除炎性产物、致痛物质等。

2. 操　作

患者取俯卧位或坐位，以脉冲工作模式、非接触辐射的方式对其进行微波治疗，对患者患侧肾区进行局部照射，微波辐射器垂直于肾脏体表部位进行治疗，距离皮肤约5cm，取无热量治疗，每次治疗10～15min。

3. 禁忌证

同上述微波治疗。

4. 注意事项

同上述微波治疗。

八、生殖系统

有文献显示，SARS感染会导致睾丸出现严重的免疫性损伤，引起睾丸炎，并造成生殖相关细胞的广泛破坏。

（一）冷　疗

1. 原　理

早期可采取冷疗防止肿胀。

2. 操　作

从冰柜取出冰袋，用干毛巾包裹好后置于患者睾丸部位。治疗过程中注意询问患者的感觉。治疗结束，检查皮肤情况，把干毛巾放入处理袋待消毒，将冰袋消毒放入冰柜。

3. 禁忌证

（1）感觉障碍或对冷耐受度低下者。

（2）冷球蛋白血症者。

4. 注意事项

（1）注意干毛巾包裹后冰袋的温度，但温度不宜太低要防冻伤。

（2）将处理袋的干毛巾统一消毒。

（二）红外线治疗

1. 原　理

炎症后期可用热疗，以促进局部血运，加速炎症消退。长波红外线有明显的热效应，特定电磁波治疗器是常用的长波红外线治疗仪器。

2. 操　作

特定电磁波治疗（长波红外线治疗）：患者取仰卧位，暴露腹部，将特定电磁波治疗器预热后将照射头垂直置于睾丸下方约30cm处，根据患者的感觉调整距离，以温热感觉为适，每次治疗15～30min。

3. 禁忌证

（1）高热。

（2）过敏性皮炎。

4. 注意事项

（1）对神志昏迷患者或感觉障碍、血液循环障碍者，一般不予照射。

（2）避免红外线直射眼睛，以免对眼睛造成永久性损伤。

九、神经系统

少数病毒感染会出现神经系统的疾病。有报道显示，有患者感染新冠病毒后出现了中枢神经损伤的症状；在对其脑脊液进行检查时检测出该病毒基因，并将其诊断为病毒性脑炎。

低强度激光血管照射法

1. 原　理

氦氖激光血管照射不仅有抗缺氧、纠正脂代谢异常、抗脂质过氧化、加速自由基清除的功能，而且可使血液流变性质、血流动力学和微循环得以改善，使血沉、血液黏稠度、血浆纤维蛋白原水平及血小板聚集率明显下降，增加组织供氧等生物效应，同时能调整机体免疫系统，增强机体的抗病能力，对脑炎治疗有一定帮助。

2. 操　作

患者平卧于床上，选取前臂桡动脉，将照射头消毒，接通电源调节强度（一般采用660nm红光，强度为30mW），将照射头放置于桡动脉上进行照射，每次照射15min，每日2次。

3. 禁忌证

（1）高热。

（2）出血倾向。

（3）治疗部位皮肤有破损或感染性伤口的患者。

4. 注意事项

照射时，患者不得直视辐射器，治疗人员及患者戴护目镜。

根据每位患者的病情、病史、病程的不同，可以选择不同的物理因子治疗，选择一种或多种治疗方法，具体治疗方案需由康复医师评估决定。

第二节　器械及环境消毒

一、器械消毒

接触患者的电极或衬垫需要一次性使用或专人专用，如不能，则用含氯消毒液（能杀灭病毒的消毒液）浸泡处理。对于每日使用的理疗器械，应严格消毒，需要用1000mg/L的含氯消毒剂或含过氧化氢、过氧化乙酸的纸巾、75%乙醇溶液的湿巾进行彻底擦拭消毒，每日2次。

二、环境消毒

有部分治疗可以在床边完成，部分治疗只能在治疗室完成。因此，需要保证治疗室的清洁，保证室内外空气流通。治疗室每晚用紫外线灯照射1次，每次1h。

（一）紫外线灯消毒原理

紫外线杀菌消毒是利用适当波长的紫外线来破坏微生物机体细胞中的DNA（脱氧核糖核酸）或RNA（核糖核酸）的分子结构，造成生长性细胞死亡和（或）再生性细胞死亡，达到杀菌消毒的效果。

（二）仪器介绍

紫外线灯灯管是低压汞蒸气放电灯，外壳是用石英玻璃制成的。消毒使用的紫外线是C波紫外线，其波长范围为200～275nm，杀菌作用最强的波段是250～270nm，消毒用的紫外线光源必须是所产生的辐照值能达到国家标准的杀菌紫外线灯。

（三）注意事项

1.在使用过程中，应保持紫外线灯表面的清洁，一般每2周用酒精棉球擦拭一次。当发现灯管表面有灰尘、油污时，应随时擦拭。

2.当用紫外线灯消毒室内空气时，房间内应保持清洁干燥，减少尘埃和水雾；当室内温度低于20℃或高于40℃，相对湿度大于60%时，应适当延长照射时间。

3.用紫外线消毒物品表面时，应使照射表面受到紫外线的直接照射，且应达到足够的照射剂量。

4.不得使紫外线光源照射到人，以免造成损伤。

5.紫外线强度计至少1年标定一次。

参考文献

［1］符春茹，陈道环，占达丽，等.超声雾化吸入治疗120例小儿肺炎的护理.局解手术学杂志，2012, 21(1): 58-59.

［2］高美华，李武修，冯献启，等.激光照射对荷瘤小鼠淋巴细胞活性的影响.中国激光，2002, A29(4): 381-382.

［3］罗芳.微波治疗肺炎的疗效.医学信息，2015, (z1):282-282.

［4］沈滢，张志强.物理因子治疗技术.北京：人民卫生出版社，2019.

［5］施美玲，潘娟.浅谈病房紫外线灯消毒.大家健康（中旬版），2013, 7(7): 185-186.

［6］王洪荣.穴位磁疗用于缓解高血压患者症状的作用研究.养生保健指南，2018, 000（047）: 302.

［7］王丽英，顾恒，邵长庚.紫外线对人体免疫系统的影响.国外医学（皮肤性病学分册），2001, 27(1): 40-43.

［8］王宁华，黄真，兰云，等.恢复期SARS患者肺间质病变物理治疗疗效观察.中国康复医学杂志，2004,19(10): 737-738.

［9］燕铁斌.物理治疗学.北京：人民卫生出版社，2008.

［10］曾娟利.体外膈肌起搏的临床应用及研究进展，临床与病理杂志，2017, 37(9): 1978-1984.

（谭同才　周　阳）

第九章

康复护理

第一节　康复护理原则

一、安全防护是开展康复护理工作的前提

突发传染病流行期间，住院病区的设置、物品配备及转运与医院平时的工作有很大的区别。为了保证医务人员零感染，保证患者能够得到良好的隔离和治疗，对住院病区的设置、物品配备及转运需要进行特殊的处置。

（一）病区的设置

1.病区应通风良好并独立设区，与其他病区相隔离，设有明显的标识。病区有内外走廊，工作人员办公室与病房南北分开，设有专门的工作人员通道和患者通道。

2.病区严格按照传染病区的要求设置，划分清洁区、半污染区、污染区，标识明显，无交叉。各区域之间用门隔开，每个区域房间分配按传染病房工作流程要求布局，每进一个区域，须设置更衣场所。

3.病房最好做到一人一间，每个房间平均面积在 $20m^2$ 以上，病房门窗面积达 $4\sim6m^2$，通风良好。每个房间均有独立的卫生间、淋浴器、流动水洗手装置。病区应设有收住危重患者的 ICU。

（二）病区的物品配备及转运

1.清洁区内设更衣室、浴室。更衣室里放置进病区穿戴的防护物品，墙上张贴醒目的穿脱防护衣流程。所有进病区的医护人员须入更衣室，穿戴好防护

物品后，由专职护士检查认可，方可进入病区。专职护士专门负责消毒隔离和医护人员的防护，对进出隔离区的医护人员实施监督和指导。浴室供工作人员下班使用。

2.内走廊、工作人员办公室属于半污染区。医生办公室配备新视通、传真机、电脑、电话。新视通画面与医院会议室、卫生行政管理部门连通。患者的病情、各项化验指标每天由值班医生传真到隔离区外。隔离区外的专家根据传真资料，通过新视通、电话与病区专家会诊，决定每个患者的治疗方案。电脑可上网以供值班人员了解另外医院收治患者的信息，并可以借鉴好的治疗护理措施。护士站配备工作电脑，并与医院的中西药房联网。患者所需药品由护士在电脑上输入，药房根据电脑信息送药。患者的各种治疗药品都在治疗室配置，配好后送至缓冲带，传递给病房护士。污染区与半污染区通过呼叫对讲系统联系。

3.病房、外走廊为污染区。每个病房设置氧气、吸引等床头治疗设施和呼叫对讲系统。床边应留有放置床边 X 线机、呼吸机等设备的空间。病房里安装大功率的排气扇，并 24h 运转，以便促进空气流通。每个病房放置一只加盖的垃圾桶，床头柜上安放只盛有 20000mg/L 含氯消毒液的加盖小桶，用于患者吐痰。门口放置快速手消毒液，医护人员做过治疗后可消毒双手。ICU门口放置桌椅各一张，所有的危重症患者抢救护理记录都在这里完成。每个病房配置 1 个小柜子，将平时必需的用物均有序入小柜子，以便取用。病室内体温计、血压计、听诊器、手电筒、叩诊锤等都专用，不得拿出病房，床单位每日均用 1：2000 的含氯消毒液擦拭。

4.患者从患者通道进入，住院期间不得外出，不设陪护，不得探视。

5.物品转运清洁、污染分开，严禁交叉。清洁物品从工作人员通道送入。运送人员在与病区交接物品时应戴口罩，必要时戴手套。运送物品的车辆要每日消毒，确保清洁区不受污染。患者专用传染性污物袋要双重封装好，及时清理并运出病区。

6.患者转运。

（1）转运人员防护。转运疑似或确诊患者的医务人员采取二级防护。若用救护车转运，则司乘人员可采取二级防护。

（2）院际转运用负压救护车进行。

（3）转运后消毒。①院内运送疑似或确诊患者的工具（如担架、平车等）物体表面采用2000mg/L含氯消毒液擦拭消毒。②转运救护车使用后，应进行空气消毒和环境物体表面消毒。先进行空气消毒，再进行环境物体表面消毒。

（三）日常消毒

1. 病房消毒

有人的房间每日开窗通风2次，每次30min；或使用空气消毒机（按产品说明书操作），并关停空调系统。

2. 环境物体表面和地面消毒

环境物体表面和地面消毒如下。

（1）地面、墙壁：可用2000mg/L含氯消毒液擦拭消毒。消毒作用时间应不少于30min。

（2）物体表面：诊疗设施设备表面以及床围栏、床头柜、家具、门把手、家居用品用2000mg/L含氯消毒液擦拭或浸泡消毒，作用30min后清水擦拭干净。

（3）污染物（患者血液、分泌物、呕吐物和排泄物）：对于少量污染物，可用一次性吸水材料（如纱布、抹布等）蘸取10000mg/L含氯消毒液小心移除；对于大量污染物，应使用含吸水成分的消毒粉或漂白粉完全覆盖，或用一次性吸水材料完全覆盖后用足量的10000mg/L含氯消毒液浇在吸水材料上，作用30min以上，小心清除干净。清除过程中，避免接触污染物，清理的污染物按医疗废物集中处置；患者的排泄物、分泌物、呕吐物等应有专门容器收集，用20000mg/L含氯消毒液按粪药比1∶2浸泡消毒2h。清除污染物后，应对污染的环境物体表面进行消毒。盛放污染物的容器可用5000mg/L含氯消毒液浸泡消毒30min，然后清洗干净。

（4）常用物品：听诊器、输液泵、血压计等在每次使用后用2000mg/L含氯消毒液彻底擦拭消毒；体温计在每次使用后用1000mg/L含氯消毒液浸泡30min，清洗干燥后备用；可重复使用的诊疗器械、器具和用品如为一般用品，立即用2000mg/L含氯消毒液浸泡30min，再用双层塑料袋包装密闭，做好标识，立即运送至消毒供应中心进行处理，并做好交接记录。

二、护理程序作为护理工作导向

康复护理程序是指根据不同患者的康复目标，有步骤、有计划地进行一系列的护理活动与措施。其程序一般可分为4个步骤，即信息采集（评估）、制订计划、实施计划和评价再计划。康复护理与临床护理的区别在于，康复护理对患者的功能障碍情况进行初期、中期、后期的评定，并且在制订计划时，不仅应制订住院期间的康复护理计划，而且还要考虑患者回家和回归社会的问题。

（一）信息资料采集

采集与康复相关的患者信息是康复护理工作的开始，同是也是确定护理诊断、制订护理计划的重要依据。信息资料应由护理人员直接采集获得，必须要做到及时、准确、全面。

（二）建立病案

对收集的信息进行整理和分析，从生理、心理、社会等角度全面细致地填写各种康复护理评估单及护理记录，使用电子化病历，便于保存和查阅。

（三）康复护理评价

康复护理评价一般可分为3个阶段进行，包括初期评价、中期评价和末期评价。初期评价在入院24h内完成；中期评价在入院后1周内完成，根据患者情况可以进行1次或多次评价；末期评价在出院前完成。在各期评价中应明确康复护理诊断，确立其康复护理目标，制订全面有效的康复护理方案和措施。

（四）制订康复护理计划

根据评价结果，针对患者的护理问题，制订个性化的康复护理计划。

（五）实施康复护理计划

根据所制订的康复护理计划，结合康复护理理论、知识与康复护理技术，逐项贯彻、落实康复护理措施，以保证康复护理计划的实施。

（六）效果评价

在实施康复护理计划后，对康复护理效果给予评价，找出存在的问题，修订康复护理计划，再实施、评价，如此循环，直到患者康复出院。

三、强调个性化的康复护理

在疾病的不同时期，对患者的康复护理重点会有不同。如在急性期，对患者康复护理的重点是严密观察病情，维持生命体征稳定，积极采取措施预防各种继发性功能障碍等并发症；早期适时介入床边简单、有效的康复治疗。在恢复期，康复护理的重点是根据康复总计划安排，与康复团队紧密合作，积极开展各种功能训练，加强心理支持，鼓励患者主动参与，尽可能改善器官功能，提高日常生活活动能力，尽早回归家庭和社会。

（一）个体化

根据年龄、性别、个性、爱好、疾病诊断和病期、相应的临床表现、患者的心理状态和需求，因人而异地制订康复护理方案。

（二）循序渐进

遵循学习适应和训练适应机制，根据疾病的发生、发展和恢复过程，确定适合患者的训练内容和训练强度。

（三）持之以恒

训练效应是从量变到质变的过程，训练效果的维持同样需要训练时间的积累，直至出院后的延续。

（四）兴趣性

根据患者的兴趣选择训练项目。兴趣可以提高患者参与并坚持康复治疗的积极性和主动性。将训练与日常生活相结合，提高患者的成就感。

（五）全面性

传染性呼吸疾病患者往往合并有其他脏器疾病和功能障碍，同时患者也可能存在心理障碍及工作、娱乐、家庭、社会等诸方面的问题。因此，患者的康复绝不仅仅是呼吸系统的问题，而要从整体看待，进行全面康复。

四、心理护理贯穿疾病全过程

疾病在给患者的身体带来极大痛苦的同时，也给他们造成了精神上的折磨。患者常感到焦虑、恐惧甚至绝望；因被隔离又时常感到孤独、抑郁；有些患者因把疾病传染给他人而感到内疚和自卑。护士要以高度的责任心为患者提供良好的护理服务，通过语言、行为和周到的服务，让患者产生信任感，从而给予患者心理支持，告诉他们有关疾病的知识，以及治疗的进展，帮助其建立战胜疾病的信心；同时，要让他们认识到疾病的传染性和各项治疗护理的重要性，以得到患者最大程度的配合。患者所起的作用极其重要，相当多的康复训练需要通过患者的主动参与完成。因此，患者的心理护理必须引起高度重视。

第二节　常见康复护理诊断及措施

一、低效型呼吸型态

1. 保持环境相对安静，注意通风保暖。使患者保持相对安静的状态，避免情绪激动。

2. 调整体位。在急性发作期，患者需要卧床休息，采取半坐卧位，抬高床头，给予氧气吸入，保持输氧管路通畅。

3. 鼓励患者咳嗽、深呼吸，及时清除呼吸道分泌物，必要时吸痰。定时翻身拍背，遵医嘱予以雾化吸入。

4. 密切观察患者呼吸频率、节律和深度，以及心率、面色和神态变化。在严重急性发作期，患者咳痰多而猛、呼吸困难，容易发生窒息和心衰。

（1）卧床休息，避免情绪激动或剧烈运动；医生在巡视病房时，要注意观察患者的呼吸、脉搏变化及咯血情况；一旦发生咯血，要将头偏向一侧，体位引流协助排痰，必要时用吸痰器吸引；如有呼吸急促、烦躁不安，注意有无心衰，做好相关抢救。

（2）如发现呼吸费力、呼吸较慢、咳嗽无力、吞咽困难，则应备好气管插管、机械通气设备，准备随时配合抢救，必要时配合医生行气管切开术。气管切开术后，应严格消毒切口周围皮肤，及时更换伤口纱布，做好无菌操作，预防感染。配合医生定时复查血气分析等，观察缺氧症状是否缓解。

（3）在急性发作期，患者可能有呼吸困难，陪伴在患者身边，指导患者做放松、深呼吸等，吸呼比为 2∶1。必要时给予帮助，做好生活护理。

二、体温过高

（一）病情观察

监测并记录患者生命体征，重点观察儿童、老年、体弱患者的病情变化。

（二）休息与环境

高热患者应卧床休息，以降低耗氧量，缓解头痛、肌肉酸痛等症状。病室应尽可能保持安静并维持适宜的温度和湿度。

（三）饮　食

提供含足够热量、蛋白质和维生素的流质或半流质食物，以补充高热引起的营养物质消耗。鼓励患者多饮水，以保证足够的水入量，有利于稀释痰液。

（四）高热护理

可采取温水擦浴，使用冰袋、冰帽等物理降温措施，以逐渐降温为宜，防止虚脱。在患者大汗时，及时协助其擦拭身体和更换衣服，避免受凉。必要时，遵医嘱使用退烧药或静脉补液，补充因发热而丢失的水分和盐，加快排泄毒素和散发热量。对于心脏病或老年患者，应注意补液速度，避免补液过快而导致急性肺水肿。

（五）口腔护理

做好口腔护理，鼓励患者经常漱口。对于有口唇疱疹的患者，局部涂抹抗病毒软膏，防止继发感染。

（六）用药护理

遵医嘱使用药物，观察疗效和不良反应。患者一旦出现严重不良反应，应及时与医生沟通，并做出相应处理。

三、气体交换受损

（一）卧床休息与饮食护理

保持环境安静整洁，每日早晚通风2次，每次30min。饮食保持足够的热量，首选经口进食。对于气管插管的患者，早期开通肠内营养，建议留置空肠营养管，行幽门后喂养，根据患者肠道功能情况和营养需求选择合适的营养液，采取营养泵匀速输注、从小剂量开始逐步加量的方式。

（二）病情观察

应密切监测患者体温、呼吸频率、血气分析、尿常规、血常规，以及心、肝、肾功能等情况，观察呼吸道有无阻塞等，定期复查胸部影像学。

（三）对症护理

1. 及时吸氧，保持呼吸道通畅。持续监测患者血氧饱和度，若患者血氧饱和度 > 93%，有明显呼吸窘迫症状，则给予氧疗，鼻导管或文丘里面罩吸氧，鼻导管氧流量一般不超过 5L/min，面罩氧流量一般为 5 ～ 10L/min；若患者血氧饱和度≤93%，氧合指数＜300mmHg，呼吸频率＞25次/min或影像学进展明显，则推荐给予经鼻高流量氧疗（high-flow nasal cannula oxygen therapy, HFNC）。使用前需要进行充分的患者教育，以提高患者的依从性。根据患者的耐受性，初始设置流量为30L/min，温度为34℃，吸入氧浓度根据患者的血氧饱和度进行调节，并做好消毒隔离，管路一人一套，专人专用，注意观察病情及有无器械相关性压力性损伤。对于氧疗的患者，一般情况下将血氧饱和度维持在93%～96%，鼻导管吸氧的患者可在鼻导管外戴一层外科口罩。

2. 对于咳痰的患者，可给予祛痰剂，鼓励其咳出痰液。

3. 对于呼吸困难的患者，应根据病情及耐受情况选择无创伤正压机械通气，必要时予以气管插管或切开呼吸机给氧。但在气管插管和气管切开的护理过程中，极易发生医护人员被感染的情况，应配合医生使用肌松剂，减轻刺激所致的咳嗽反射，医护人员注意做好防护。

（四）用药护理

密切观察糖皮质激素应用的副作用，若出现血糖升高，则应使用胰岛素控制血糖；监测血钾水平，及时纠正低钾血症；对于出现兴奋、睡眠障碍的患者，可临时应用镇静安眠药。

四、清理呼吸道无效

（一）保持呼吸道通畅，促进痰液排出

在氧疗和改善通气之前必须采取各种措施，保持呼吸道通畅。具体方法包括以下几个方面。①指导并协助患者进行有效的咳嗽、咳痰。②每1～2小时翻身拍背1次，促使患者排出痰液。③病情严重、意识不清的患者因口、咽及舌部肌肉松弛，咳嗽无力，分泌物黏稠不易咳出，可导致分泌物及舌后坠堵塞气道，所以应取仰卧位，头后仰，托起下颌，并用多孔导管经鼻或经口进行机械吸引，以清除口咽部分泌物，并能刺激咳嗽，有利于气道内的痰液咳出。吸痰时，医护人员应注意自身防护。若患者有气管插管或气管切开，则应给予气管内吸痰。建议应用密闭式吸痰装置，避免开放吸痰而造成医务人员感染。在应用密闭式吸痰管吸痰时，需连接生理盐水冲洗管道。气囊上方吸引时，用5mL的针筒抽吸囊上分泌物，然后立即抽吸含氯消毒液，连接针帽，放入锐器盒中。吸痰时，应注意无菌操作。

（二）痰的观察与记录

注意观察痰的色、质、量、味，痰液送实验室检查，并及时做好记录。按医嘱及实验室检查要求正确留取痰液检查标本。若发现痰液异常，应及时与医生联系。

（三）抗病毒药应用的护理

按医嘱正确应用抗病毒药。密切观察药物的疗效及副作用。

五、活动无耐力

1. 帮助患者定时翻身拍背；患者在下床活动时，要有人搀扶，防止发生体位性低血压。

2. 创造良好的进食环境，保证食物的色、香、味，以增进患者的食欲。为患者及其家属讲解保持食物充足摄入量的重要性，鼓励患者多进食。给予高蛋白、高热量、高维生素的清淡易消化饮食。

3. 遵医嘱应用营养药物，如白蛋白、脂肪乳等。注意保持水电解质平衡，维持内环境稳定。如患者无法经口进食，则可以通过鼻胃管给予肠内营养。

4. 合理安排活动时间。从床上活动逐渐过渡到坐、站及在房间内行走，具体根据患者耐力决定。

5. 根据患者情况给予氧疗，鼓励患者深呼吸、咳嗽，必要时吸痰。

六、有受伤的危险

1. 在患者入院时，进行跌倒风险评估。如其为高危跌倒患者，则在手腕带、病床头牌做好防跌标识，并做好交接。

2. 患者在服药或者输液期间有感觉头晕不适时，请卧床休息，并且呼叫护士寻求帮助。

3. 患者在卧床休息时，取舒适的体位。

4. 下床过程遵循三个"半分钟"原则，即在床上坐稳半分钟，床沿坐稳半分钟，床边站稳半分钟。

5. 保持地面清洁干燥，如有潮湿，做好标志，以防患者不慎摔倒。

6. 应尽量将物品收入柜子内，将常用物品及呼叫铃放在触手可及的地方，床尾摇杆要收起，以保持走道宽敞、无障碍物。

7. 在患者卧床休息时，床栏要拉起并固定好，下床时不能直接跨越床栏。

8. 患者在活动时，如果有头晕、胸闷气促、双脚无力的感觉，应立即蹲下或者坐下，并寻求帮助。

9. 患者应穿合身的衣裤，裤腿不能过长，腰带要绑好；穿防滑鞋，切勿光脚走路。

10. 室内灯光尽量保持明亮，晚间打开地灯。

11. 患者在如厕时若遇到紧急情况，应立即按呼叫铃或者大声呼唤。

七、潜在并发症：重要器官缺氧性损伤

（一）体位、休息与活动

帮助患者取舒适且有利于改善呼吸状态的体位。一般而言，呼吸衰竭的患者取半卧位或坐位，趴伏在床桌上，借此增加辅助呼吸肌的效能，促进肺膨胀。为减少体力消耗，降低耗氧量，患者需卧床休息，并尽量减少自理活动和不必要的操作。出现急性呼吸窘迫综合征（acute respiratory distress syndrome, ARDS）患者在必要时可采取俯卧位辅助通气，以改善氧合。

（二）给 氧

氧疗能提高患者的肺泡内氧分压，使 PaO_2 和 SaO_2 升高，从而减轻组织损伤，恢复脏器功能；减轻呼吸做功，减少耗氧量；降低缺氧性肺动脉高压，减轻右心负荷。因此，氧疗是低氧血症患者的重要处理措施，应根据其基础疾病、呼吸衰竭的类型和缺氧的严重程度，选择适当的给氧方法和吸入氧浓度。传染性肺炎常表现为 Ⅰ 型呼吸衰竭和 ARDS，所以患者需吸入较高浓度（$FiO_2 >$ 50%）的氧气，使 PaO_2 迅速提高到 60mmHg 或 $SaO_2 > 90\%$。

1. 给氧方法

常用的给氧方法有鼻导管法、面罩给氧法，必要时予高频给氧和无创机械通气。鼻导管法使用简单方便，不影响咳痰和进食，但吸入氧浓度不稳定，高流量时对局部黏膜有刺激，故氧流量不能大于 5L/min，只适用于轻度呼吸衰竭患者。

2. 效果观察

在氧疗过程中，应注意观察氧疗效果。如果吸氧后，患者呼吸困难缓解、发绀减轻、心率减慢，表示氧疗有效；若患者接受标准氧疗后，低氧血症无法缓解，则应根据动脉血气分析结果和患者的临床表现，及时调整吸氧流量或浓度，以保证氧疗效果，防止发生氧中毒和二氧化碳潴留。如经过面罩吸氧、高频给氧、无

创机械通气高浓度氧疗后，患者的低氧血症还是不能得到有效改善，则应做好气管插管和机械通气的准备，配合医生做好气管插管和机械通气的护理。

3.注意事项

氧疗时，应注意保持对吸入氧气的湿化，以免干燥的氧气对呼吸道产生刺激作用而导致气道黏液栓形成。应将输送氧气的导管、面罩、气管导管等妥善固定，使患者感到舒适；保持输氧管道清洁与通畅，定时更换消毒，防止交叉感染。向患者及其家属说明氧疗的重要性，嘱其不要擅自停止吸氧或变动氧流量。

（三）用药护理

按医嘱及时准确给药，并观察疗效和不良反应。在给患者应用呼吸兴奋药时，应保持其呼吸道通畅，适当提高吸入氧浓度；在静脉滴注时，输液速度不宜过快，注意观察患者的呼吸频率、节律、神志变化以及动脉血气变化，以便调节流速。如患者出现恶心、呕吐、烦躁、面色潮红、皮肤瘙痒等现象，测需减慢输液速度。若经 4～12h，仍未见疗效，或出现肌肉抽搐等严重不良反应，则应及时通知医生。

（四）心理支持

呼吸衰竭和 ARDS 患者因呼吸困难，或预感病情危重、可能危及生命等，常会产生紧张、焦虑情绪。因此，应多了解和关心患者的心理状况，尤其对于建立人工气道和使用机械通气的患者；应经常巡视，让患者说出或写出引起或加剧焦虑的原因，指导患者应用放松、分散注意力和引导性想象技术，缓解紧张和焦虑情绪。

（五）病情监测

呼吸衰竭和 ARDS 患者均需收住 ICU 进行严密监护。其病情监测内容包括以下几个方面。①呼吸状况：包括呼吸频率、节律和深度，使用辅助呼吸肌呼吸的情况，及呼吸困难的程度。②缺氧及 CO_2 潴留情况：观察有无发绀、球结膜水肿，肺部有无异常呼吸音及啰音。③循环状况：监测心率、心律及血压，必要时进行血流动力学监测。④意识状况及神经精神状态：观察患者有无肺性脑病的表现，如有异常应及时通知医生。对于昏迷者，应评估其瞳孔、肌张力、腱反射及病理反射情况。⑤液体平衡状态：观察和记录每小时尿量和液体出入量，有肺水肿的患者需适当保持负平衡。⑥实验室检查结果：监测动脉血气分析和生化检查结果，了解其电解质和酸碱平衡情况。

（六）配合抢救

备齐有关抢救用品，若发现病情恶化，需及时配合抢救，赢得抢救时机，提高抢救成功率。同时做好患者家属的心理支持。

八、潜在并发症：感染性休克

（一）病情监测

病情监测内容包括以下几个方面。①生命体征：有无心率加快、脉搏细弱、血压下降、脉压变小、体温不升高或高热、呼吸困难等，必要时进行心电监护。②精神和意识状态：有无精神萎靡、表情淡漠、烦躁不安、神志模糊等。③皮肤、黏膜：有无发绀、肢端湿冷。④出入量：有无尿量减少，若疑有休克，则应监测每小时尿量。⑤辅助检查：有无动脉血气分析指标等的改变。

（二）感染性休克抢救配合

若发现异常情况，应立即通知医生，并备好物品，积极配合抢救。

1. 体　位

患者仰卧中凹位，头胸部抬高 20°，下肢抬高约 30°，以利于呼吸和静脉血回流。

2. 吸　氧

给予中、高流量吸氧，维持 $PaO_2 > 60mmHg$，改善缺氧状况。

3. 补充血容量

快速建立两条静脉通道，遵医嘱补液以维持有效血容量，降低血液黏稠度，防止弥散性血管内凝血。随时监测患者生命体征、意识状态的变化，必要时留置导尿以监测每小时尿量。补液速度的调整应考虑患者的年龄和基础疾病，尤其是患者的心功能状况。可以将中心静脉压作为调整补液速度的指标。若中心静脉压 $< 5cmH_2O$，则可适当加快输液速度；若中心静脉压达到或超过 $10cmH_2O$，则输液速度不宜过快，以免诱发急性心力衰竭。

4. 用药护理

用药护理包括：①遵医嘱输入多巴胺、间羟胺等血管活性药物。根据血压调整输液速度，将收缩压维持在 90 ～ 100mmHg 为宜，以保证重要器官的血液供应，改善微循环。输注过程中，应注意防止药液溢出血管外而造成局部组织坏死。②当有明显酸中毒时，可静脉滴注 5% 碳酸氢钠注射液，但其配伍禁忌较多，宜单独输入。③在联合使用广谱抗菌药物控制感染时，应注意药物疗效和不良反应。

九、潜在并发症：多器官功能衰竭

（一）主要措施

1. 消除引起多器官衰竭（multiple organ failure，MOF）的病因和诱因，治疗原发疾病。及早发现和治疗首先发生的器官功能衰竭，阻断病理连锁反应，防止多系统器官功能受损。

2. 改善和维持组织氧合。保持呼吸道通畅，维持好呼吸和循环，积极纠正低血容量和缺氧，必要时用呼吸机疗法，预防肺水肿。

3. 营养支持及代谢调理。饮食合理搭配，宜清淡、忌辛辣刺激，保持排便通畅，以减少结肠内细菌及其毒素。尽可能改善全身情况，维持患者的水电解质平衡，提高营养状态。

4. 保护肝肾功能。

5. 积极防治和控制感染，合理应用抗生素。

6. 应用抗氧化剂、自由基清除剂。

7. 特异性治疗。

（二）对症治疗

1. 呼吸系统

（1）保持气道通畅。

（2）吸氧。

（3）应用呼吸机支持疗法。

（4）防治肺水肿。

（5）高频正压通气，如患者呼吸衰竭仍不能改善，则可以选用体外膜式氧合（extracorporeal membrane oxygenation, ECMO）。

2. 循环系统

正常循环功能的维持是保证组织血液灌注和各器官功能恢复的基础。

（1）维持有效循环血容量。

（2）应用血管活性药物。

（3）应用其他循环功能支持疗法。

3. 肝　脏

在恢复血容量，保证肝脏血液供应的基础上，加强支持疗法。

（1）供给维生素。

（2）补充热量。

（3）补充新鲜血浆、白蛋白或支链氨基酸，有利于保护肝脏和促进肝细胞合成蛋白。

4. 肾　脏

（1）应用利尿药。

（2）应用透析疗法。

（3）避免应用对肾脏有损害的药物。

5. 血液系统

对于血小板或凝血因子大幅度下降引起的出血，可输注浓缩血小板或新鲜冰冻血浆。当纤维蛋白原下降 1g/L 时，应补充纤维蛋白原。

十、恐　惧

1. 建立良好的护患关系，鼓励患者回忆或自述恐惧的感受，讨论和应用正确的应对方式。

2. 为患者提供安全舒适的环境，减少应激源的刺激。

3. 在患者恐惧、害怕时，陪伴患者，及时给予安慰、解释和支持。

4. 配合医生应用脱敏疗法，教会患者应用松弛和舒展的方法，如肌肉放松、深呼吸等，增强其应对能力。

5. 对伴有抑郁情绪和自杀行为的患者，按抑郁护理常规进行护理。

6. 做好患者及其家属的相关疾病知识宣教。

十一、焦　虑

1. 热情接待患者，为其介绍病区环境及主管医师和责任护士。与患者建立良好的护患关系，耐心聆听患者的主诉，鼓励患者表达其感受，不限制患者发泄焦虑的合理行为，如唠叨、哭泣等。

2. 观察患者有无躯体不适的症状，如头痛、头晕、恶心、胸闷、心慌等情况。

3. 当患者焦虑惊恐发作时，尽量陪伴在患者身边，并向其表示理解和同情，多与患者交流，了解患者的心理状况，可根据医嘱做相应处理。

4. 为患者提供安静舒适的环境，减少与其他有焦虑情绪的患者接触，避免焦虑情绪的传播。

5. 解释各种检查和治疗的必要性。

6. 指导患者学习放松的方法，如深呼吸运动、听音乐、运动等，必要时可进行心理和行为治疗。

7. 做好健康教育，帮助患者及其家属了解疾病相关知识。

十二、睡眠形态紊乱

1. 评估患者睡眠形态。

2. 保持环境安静，避免光线刺激。

3. 减少午睡睡眠时间。

4. 有计划地安排护理活动，在患者睡觉期间尽量减少不必要的干扰。

5. 评估以往的睡眠时间、方式、睡眠量、睡眠程度、睡眠习惯。

6. 排除容易影响患者睡眠的各种干扰，同时教给患者诱导睡眠的技巧。

7. 观察患者的精神状态是否精神萎靡、倦怠，观察和记录患者夜间连续睡眠的时间、程度。

8. 观察和记录治疗、护理对患者睡眠造成干扰的程度。

9. 给患者心理护理，必要时遵医嘱使用安眠药。

参考文献

［1］国家卫生健康委办公厅，国家中医药管理局办公室．关于印发《新型冠状病毒感染的肺炎诊疗方案（试行第五版）》的通知（国卫办医函［2020］103号）．（2020-03-15）.http://www.nhc.gov.cn/yzygj/s7653p/202002/3b-09b894ac9b4204a79db5b8912d4440.shtml.

［2］尤黎明，吴瑛．内科护理学.6版.北京：人民卫生出版社，2017.

（王元姣　丁晓娣　李凌霄　李金娜　张文静　陈　靓　谢雨晴）

第十章

康复诊疗安全措施

第一节　康复诊疗工作的基本安全原则

针对传染性呼吸疾病的康复诊疗工作有如下基本安全原则。

1. 在传染性呼吸疾病暴发期间，康复医疗工作首先要服从全局，在各级医疗机构的统一指导下，有条不紊地开展康复诊疗工作。

2. 开展康复诊疗的单位和个人需严格按照传染性呼吸疾病的防护要求，做好感染控制，避免疾病播散。

3. 所有进入隔离区内接触患者进行康复评估及治疗的人员，必须经过当地医院感染控制培训，经考核合格后方可上岗。

4. 对传染性呼吸疾病患者开展康复诊疗工作，应尽可能减少接触性的操作，充分利用远程通信技术、全息影像技术及计算机多媒体等技术手段，开展康复诊疗指导及康复科普宣教工作。

5. 经评估后确定需进入隔离区对感染患者进行康复治疗操作的医务人员，应充分做好个人防护及环境防护。

6. 需在隔离病房内同步制定康复诊疗工作相关的各项应急预案及工作流程，如跌倒、晕厥、锐器伤、防护用品破损暴露等的应急预案及处理流程。

7. 加强对康复诊疗操作期间感染防控工作的监督与指导，发现隐患及时改进。

8. 应充分关注医务人员的健康。康复科室应当合理调配人力资源和安排班次，避免医务人员过度劳累，为医务人员提供营养膳食，增强其免疫力。

9. 针对岗位特点和风险评估结果，主动对医务人员开展健康监测，包括监

176

测体温和关注有无呼吸系统症状，每日统计上报。

10. 当发现医务人员疑似或确诊感染时，应即刻隔离，按照有关要求及时上报（2h 内上报），同时做好相应的调查处置工作。

第二节 操作者的个人防护要求

在救治患者的工作中，感控工作的一大重要任务是预防医务人员（尤其直接接触感染者的临床一线医务人员）被感染。传染性呼吸疾病的主要传播途径是飞沫传播和接触传播。此外，在相对封闭的环境中长时间暴露于高浓度气溶胶的情况下，传染性呼吸疾病也存在经气溶胶传播的可能。康复诊疗工作者应充分做好个人防护，尤其在近距离或直接接触感染者进行康复评估和治疗时。由于在平常的康复诊疗工作中，医务人员接触流行性传染性疾病患者的机会较少，所以感染防控知识较薄弱或可能不熟悉感染防控的规范操作，这也可能增加感染的风险。因此，所有为传染性呼吸疾病患者提供康复诊疗服务的医务人员都应将感染和病毒扩散的风险防控放在首位。

一、个人防护的主要方式

（一）标准预防

标准预防是预防与控制院内感染需要普遍遵守的重要原则之一。其目的是降低已知或未知病原体传播风险。标准预防是指医疗机构对所有患者和医务人员采取的一系列防护措施，要求医务人员基于患者的血液、体液、分泌物（不包括汗液）、非完整皮肤和黏膜可能含有感染性因子的原则，进行相应的隔离和防护。倡导医务人员无论身在何处，进行何种诊疗或操作，只要接触患者，均被认为可能存在感染源暴露的风险，就应采取相应的防护措施。具体措施包括手卫生，根据预期可能发生的暴露风险而选用防护服、口罩、手套、护目镜、防护面屏、安全注射装置，以及被动和主动免疫、环境清洁等。

（二）额外预防

额外预防是在标准预防的基础上，结合医务人员操作中可能暴露的风险强度和情形，从安全需求的角度提出的一种防护方法。

二、个人防护的主要原则

1. 防护措施贯穿于整个诊疗过程。

2. 既要防止传染性呼吸疾病的传播，也要防止其他疾病的传播。

3. 既要保护医务人员，也要保护患者。

4. 根据传染性呼吸疾病的不同特点，采取相应的隔离措施。

5. 根据安全、有效、科学、方便、经济的原则，进行按需分配和分级防护。

6. 所有人必须遵循公众感染控制意识。

7. 医务人员在上岗前必须经过严格的感染防控知识与技能培训，并通过考核。

8. 在康复诊疗中，应合理地选择并使用合适合规的防护装备，要避免防护不足，但也不提倡防护过度。

9. 医务人员应当强化标准预防措施的落实，严格按照《医务人员手卫生规范》要求，在康复诊疗前、中、后均进行正确的手卫生。

10. 在诊疗过程中，当医用外科口罩、医用防护口罩、护目镜、隔离衣等防护用品被患者血液、体液、分泌物等污染或破损时，应当及时更换，并依照应急流程处置。

11. 接受康复诊疗的患者应同样佩戴医用外科口罩，以减少病原体的扩散。

12. 医务人员在结束一天工作后，应及时洗澡洗头。洗澡时，应当使用生理盐水或清水清洗眼睛、漱口，清理鼻腔及耳廓（充分待干），并用热水冲澡 30min。

13. 应为每位一线医务人员建立个人健康档案，每日早晚两次常规监测体温并登记。当其体温超过 37.3℃，或出现咳嗽、咽痛等呼吸道症状，或发生其他异常情况时，应及时上报。

三、个人防护用品的选择

康复诊疗操作主要包括康复查房、康复评估以及康复治疗操作。隔离区内康复诊疗操作时的个人防护用品选择需根据不同的风险，在标准预防的基础上增加额外的预防措施。具体分级要求建议如下。

（一）二级防护标准

二级防护标准适用于康复查房、康复评估，以及明确无气溶胶产生的康复治疗操作时。单人二级防护标准的防护用品需包括一次性工作帽（2个）、医用防护口罩（1个）、防护面屏或护目镜（1副）、乳胶手套（1～2双）、工作服（1套）、防渗透隔离衣（1套）、一次性防护服（1套）、鞋套（1双）、靴套（1双）。

（二）三级防护标准

三级防护标准适用于在重症、危重症隔离病房，或进行可能产生气溶胶的高风险手法操作时，如进行肺部呼吸相关的康复治疗时，尤其在指导或帮助患者咳嗽、咳痰时，气溶胶感染的风险较高，应选择三级防护标准。单人三级防护标准的防护用品包括一次性工作帽（2个）、医用防护口罩（1个）、护目镜（1副，建议外再加戴一层防护面屏）、乳胶手套（2～3双）、工作服（1套）、防渗透隔离衣（1套）、一次性防护服（1套）、鞋套（1双）、靴套（1双），必要时使用全面型呼吸防护器或正压头套。此外，高风险操作应当在通风良好的房间内进行，并且房间内的医务人员人数应限制在患者所需护理和支持的最低数量。

四、医务人员穿脱防护用品的流程

（一）医务人员进入隔离病区穿戴防护用品的流程

1.医务人员通过员工专用通道进入清洁区，认真洗手后依次戴医用防护口罩、一次性帽子或布帽，换工作鞋袜，有条件的可以更换刷手衣裤。

2.医务人员在进入潜在污染区前穿工作服，手部皮肤有破损或疑似有损伤者需戴手套进入潜在污染区。

3.医务人员在进入污染区前，脱工作服，换穿防护服或隔离衣，加戴一次性帽子和一次性医用外科口罩（共穿戴两层帽子、口罩）、防护眼镜、手套、鞋套。

（二）医务人员离开隔离病区脱摘防护用品的流程

1.医务人员在离开污染区前，应当先消毒双手，依次脱摘防护眼镜、外层一次性医用外科口罩和外层一次性帽子、防护服或者隔离衣、鞋套、手套等，并将脱摘下的物品分置于专用容器中，再次消毒手，进入潜在污染区，换穿工作服。

2.在离开潜在污染区进入清洁区前，先洗手与手消毒，脱工作服，洗手和手消毒。

3.在离开清洁区前，洗手与手消毒，摘去里层一次性帽子或布帽、里层医用防护口罩，沐浴更衣，并清洁口腔、鼻腔及外耳道。

4. 每次接触患者后，立即进行手清洗和消毒。

5. 当一次性医用外科口罩、医用防护口罩、防护服或者隔离衣等防护用品被患者血液、体液、分泌物等污染时，应当立即更换。

6. 下班前应进行个人卫生处置，并注意呼吸道与黏膜的防护。

五、康复诊疗操作中常见防护用品异常情况的处理

（一）护目镜起雾

视频 10-1

护目镜起雾的原因可能有以下几个方面。

1. 防护口罩漏气：① 选择合适的口罩，根据自己的脸型大小选择合适的口罩。② 正确佩戴防护口罩，在口罩型号不充足的情况下，用调整松紧带来弥补，入诊疗区前一定要检查口罩的气密性。③ 动作宜慢，避免大力呼气导致漏气引起护目镜起雾。

2. 护目镜太松：使用前应检查确保护目镜是完好的，正确佩戴护目镜，拉紧护目镜橡皮带并固定好。

3. 室温低：① 预防：在戴护目镜前，用防雾剂涂抹护目镜镜片内外，有条件时可以用暖炉、空调等提高室内温度。② 处理：当护目镜上的水雾影响视线而影响临床工作时，应当更换整套防护装备。

（二）防护口罩松脱或护目镜松脱

1. 预防：① 在戴口罩前，一定要检查口罩或护目镜的完整性以及松紧带的质量，若有异常，立即弃用。② 正确佩戴防护口罩及护目镜，在口罩型号不充足的情况下，用调整松紧带来弥补，入诊疗区前一定要检查口罩的气密性。③ 调整护目镜的松紧带，直至已经牢固。

2. 处理：应当立即更换整套防护装备。

（三）防护服损坏/破裂

1. 预防：① 选择型号合适的防护服：一般选择比自己日常衣服大一码的防护服。② 在穿防护服前，一定要检查防护服的完整性，若有破损，立即弃用。③ 穿好防护服后，动作不宜过大，避免衣体被尖锐物品勾住而受损坏。

2. 解决方案：① 预处理，用 75% 乙醇溶液喷洒损坏/破裂处，喷洒范围大于破损处直径的 3 倍。② 立即更换整套防护装备。

（四）被分泌物喷溅

1.预防：让患者正确佩戴口罩，并与患者相距 1m 以上。

2.处理：立即更换整套防护装备。

（五）防护口罩、防护服渗湿

处理：立即更换整套防护装备。

（六）防护服不合身

处理：立即更换，建议宁大勿小。

（七）手套破损

1.外层手套破损：① 按摘脱污染手套的办法（洗手→脱手套）除去外层手套。② 内层手套如果没有可见的污染，那么用 75% 乙醇溶液消毒破损局部＋整个手套手卫生，然后再戴一层手套即可。③ 在诊疗区，如有必要，也可更换外层手套，局部消毒＋手卫生保证内层手套清洁即可。④ 如果污染可见但范围不大，那么吸除可见污染，局部消毒，然后手卫生，再戴手套。⑤ 如果污染物范围较大，那么建议吸除、轻轻擦拭、局部消毒、手卫生，然后更换全套装备。

2.两层手套均被划破：① 如果皮肤未破损，则先在破损局部喷洒消毒液（如 75% 乙醇溶液，要到达皮肤），手卫生，脱外层手套，喷洒 75% 乙醇溶液，戴两层新手套，按规范去除防护服，去除防护服后，暴露破损的最内层手套，喷洒 75% 乙醇溶液后脱下手套，用 75% 乙醇溶液消毒局部及双手，回到清洁区再酌情清洗或消毒双手，以及确定是否重新穿戴防护用品后上班。② 如果皮肤有破损，属于职业暴露，步骤同上，且脱下内层手套后尽快对伤口做清洗、消毒和简单包扎后进入下一流程，可以戴多层手套，保证之后去除护目镜、口罩、帽子时都有手套。最后回到清洁区后应该脱离工作岗位，以及进行后续的随访观察。

六、一线诊疗人员个人防护的膳食营养考虑

根据国家卫生健康委员会发布的《新型冠状病毒感染的肺炎防治营养膳食指导》，科学合理的营养膳食能有效改善营养状况、增强抵抗力，有助于防治新型冠状病毒感染的肺炎。该指导提出，中国营养学会联合中国医师协会、中华

医学会肠外肠内营养学分会，针对新型冠状病毒感染的肺炎的防控和救治特点，并根据《中国居民膳食指南》（2016版）和国家卫生健康委员会发布的《新型冠状病毒感染的肺炎诊疗方案（试行第七版）》，研究并提出营养膳食指导。其中，根据平衡膳食原则，一线工作者的营养膳食要做到如下标准：

1. 保证每天摄入足够的能量。建议能量摄入量，男性为 2400 ～ 2700kcal/d、女性为 2100 ～ 2300kcal/d。

2. 保证每天摄入优质蛋白质，如蛋类、奶类、畜禽肉类、鱼虾类及大豆类等。

3. 饮食宜清淡，忌油腻，可用天然香料等进行调味，以增加医护人员的食欲。

4. 多吃富含维生素B族、维生素C、矿物质和膳食纤维等的食物，合理搭配米面、蔬菜、水果等，多选择油菜、菠菜、芹菜、紫甘蓝、胡萝卜、西红柿、橙橘类、苹果、猕猴桃等深色蔬果，以及菇类、木耳、海带等菌藻类食物。

5. 每日饮水量尽可能达到 1500 ～ 2000mL。

6. 在工作忙碌、普通膳食摄入不足时，可补充性使用肠内营养制剂（特殊医学用途配方食品）和奶粉、营养素补充剂，每日额外口服营养补充能量 400 ～ 600kcal，保证营养需求。

7. 采取分餐制就餐，同时避免相互混合用餐，降低就餐过程的感染风险。

8. 医院分管领导、营养科、膳食管理科等应因地制宜，根据一线工作人员身体状况，合理设计膳食，做好营养保障。

七、一线诊疗人员个人防护中休息与保健相关问题

一线抗"疫"的医务人员应当保证充足的睡眠，并学会采取适量运动来放松身心，并从运动中收获更多的保健益处。在一线抗"疫"的医务人员个人防护中，积极提高自身免疫力是非常重要的环节。已有多项研究探讨了运动与免疫的关系，发现科学合理的运动量对提高免疫力是有益的，而运动量不足或运动量过大则对免疫力无益。有研究表明，高强度运动后会发生免疫功能的暂时性下降，称为免疫系统的开窗现象，此时我们身体的免疫功能会被暂时抑制，就像免疫系统的一扇窗被打开了。研究认为，在高强度运动后，免疫功能急剧下降至少持续 6 ～ 9h。此外，也有研究显示，高强度训练的运动员发生上呼吸道感染症状的概率要显著高于普通人群。

研究表明，休闲运动者一旦开始定期运动，发生感冒的概率就会降低。这是因为适度的运动会引起积极的免疫系统反应和巨噬细胞（攻击细菌的细胞）

的暂时增加，且长期规律的锻炼可以使免疫系统受益匪浅。在适度运动后，免疫细胞可以更快地在体内循环，从而更好地杀死细菌和病毒。在运动结束后，免疫系统通常会在几小时内恢复正常，但规律运动会使这些免疫系统积极的变化更持久。有研究报道称，每天以 70% ~ 75% 最大摄氧量行走 40min 的人，患喉咙痛或感冒的时间仅是不经常运动人群的一半。

因此，特提出以下几条建议，以帮助一线医务人员通过睡眠和合理的运动提高自身免疫力：

1. 尽可能地保证每天 6h 及以上的睡眠时间。

2. 避免长时间高强度训练，运动时的心率应控制在 120 ~ 150 次 /min。

3. 规律运动，且每周的运动量增加控制在 5% ~ 10%。

4. 每次锻炼的时间应控制在 40min 内，并在运动后加入放松练习。

5. 如果身体出现不适，须立即停止锻炼，确保充足的休息。

6. 对于没有运动习惯的人，建议先将运动时段分散至一天中不同时间，例如将每次运动 10 ~ 20min，每日 3 次，累计时间 1h，作为适应阶段。

7. 一线抗"疫"的医务人员，限于场地和感染防控的要求，可选择的常见运动方式包括原地跑（20 ~ 30min）、跳绳、抗自体重的中等强度力量训练（引体向上、俯卧撑、仰卧起坐等）、太极拳、八段锦等。

八、医疗机构内的其他个人防护要点

传染性呼吸疾病暴发期间，在医疗机构内的其他个人防护要点如下。

1. 正确佩戴医用外科口罩或 N95 口罩。

2. 使用公共电梯时，应避免用手部直接接触按钮。

3. 尽量单独用餐。当必须在公共区域共餐时，应当避免面对面进餐，并且避免用餐时交流。

4. 在与他人交流时，应避免在密闭区域，尽量选择开放通风区域，并互相保持 1m 及以上的距离。

九、个人防护的一些常见问题

（一）个人防护越多越好吗?

不必要的过多防护不仅是对防护用品的资源浪费，而且在一定程度上反而可能增加发生感染的风险。一方面，穿着过多的防护用品在发生污染时或松脱时不易被察觉。另一方面，在脱摘时，额外的烦冗步骤会增加污染的风险。

（二）医用防护口罩就是 N95 口罩吗？

医用防护口罩与 N95 口罩不是同类产品，两者的设计目的和用途皆有不同。医用防护口罩是为医疗机构医务人员在诊疗工作中预防经空气传播疾病而设计和生产的，具有预防病原体的作用，同时其外表面有防血液、体液喷溅的作用；而 N95 口罩是为防尘而设计的，其滤过的效能与医用防护口罩一致，但其表面没有防喷溅的功能。在防护物资紧缺的情况下，如果没有医用防护口罩，则可在 N95 外加戴一个医用外科口罩以弥补缺失的防喷溅功能，以替代医用防护口罩使用。

（三）同类的口罩多戴一层则防护作用更好吗？

最常见的误区为部分医务人员会使用两层医用外科口罩，以期达到更好的防护作用。但事实上，多戴几层口罩不仅不会增加防护效果，反而可能因增加了口罩正面的阻力而导致口罩与颜面部缝隙漏气，增加发生感染的风险。此外，这也是对医疗资源的浪费。

（四）手卫生指征跟往常一样吗？

除常规的"两前三后"外，在穿戴防护用品前、脱卸防护用品前、中、后，以及离开病区前、便前便后、进食饮水前，均需增加手卫生。除此之外，还应特别强调的环节包括抵达工作场所时、直接接触患者前、戴手套进行临床操作前、离开工作场所前、对同一患者进行不同部位的操作之间、取下手套及个人防护用品后、接触污物后等。

（五）戴手套了还需要手卫生吗？

戴手套不能代替手卫生，操作前后都需要进行手卫生，并且摘手套后需要用流动水洗手。

（六）免洗手消毒和洗手怎么选择？

1.应洗手的情况：手部有血液或其他体液等肉眼可见的污染。

2.宜使用速干手消毒剂消毒的情况：手部没有肉眼可见的污染。

3.应先洗手，然后进行卫生手消毒的情况：接触传染病患者的血液、体液和分泌物以及被传染性致病微生物污染的物品后；直接为传染病患者进行检查、治疗、护理或处理传染患者污物之后。

4.根据以上原则选择洗手或使用速干手消毒剂消毒的情况：直接接触患者前后；暴露患者体液风险后；接触患者周围环境及物品后。

5.免洗手消毒使用的正确方法：取足量免洗手消毒剂至双手湿润，应用7步洗手法反复揉搓至干燥，方为一次正确充分的手消毒操作。

第三节　操作环境的基本防护要求

一、操作环境的基本防护要求概念

为更好地对医疗区域的感染防控进行管理，更好地推行相关措施，从而切实达到加强医务人员个人防护的目的，应当制定相应的规范化制度。必要时，应将部分制度公示上墙，如应急预案流程等，以更好地提醒医务人员做好个人防护。设置感控小组，根据工作区域或内容进行单元化管理，对医务人员进行个人防护的日常督导。

二、针对操作环境的基本防护要求细则

1.在医务人员频繁操作的医疗活动场所和出入口，均应设置流动水洗手池、非手触式水龙头，配备手消毒剂和干手纸巾等手卫生设施。

2.进入隔离病房应设置医务人员专用通道，并对清洁区、潜在污染区、污染区等必要的区域进行划分，尽可能保证进出隔离病房均为单向通道。

3.应当制定医务人员穿脱防护用品的流程，并将流程图张贴在相应区域，同时配置穿衣镜、污衣袋、医疗废物桶等，有条件的应尽可能配备沐浴设施。

4.配备熟练掌握感染防控技术的人员，以督导防护用品的正确穿脱，防止污染。

5.隔离病房内禁止使用中央空调。

6.在收治无创或（和）有创通气的传染性呼吸疾病患者时，病房内应采取以下措施：①患者集中管理；对无创通气或有创通气患者进行单间隔离；若无条件，每个病房能收治的插管患者也不能超过2例。②无创通气与有创通气患者不应被安置在同一房间。③机械通气患者的隔离病房应规划于具备良好通风条件的角落房间。④由于部分康复诊疗操作存在产生气溶胶的风险，所

以进行康复诊疗的隔离病房应保证每日至少开窗通风 2 次，并且每次通风时间不少于 1h。⑤ 用 2000mg/L 含氯消毒液擦拭房间内桌面、床周、门把手，每日 2 次。⑥ 持续开启空气消毒机，有条件时可用紫外线灯间断照射消毒。⑦ 尽量减少在隔离病房的滞留时间，减少医务人员出入，并在进出病房前后及时关门。⑧ 接受康复诊疗的患者，尤其在进行呼吸康复操作时，相互之间应间隔至少 1m。⑨ 隔离病房禁止探视和陪护，如遇特殊情况，也需在做好充分防护下才能允许探视。

三、对操作环境具体消毒方式的建议

1. 制定操作区的清洁消毒制度与流程：将专用通道（更衣区）与隔离病房分开设置，专人专管，不交叉、不混合，明确各自的岗位职责。

2. 地面的清洁与消毒：当地面无明显污染时，采取湿式清洁；当地面受到患者血液、体液、呕吐物等明显污染时，应先用吸湿材料去除可见的污染物，再进行清洁和消毒，消毒可使用 1000mg/L 的含氯消毒液进行喷洒与拖地，作用 30min 后，用清水拖净。

3. 物体表面的清洁与消毒：当室内用品（如桌子、椅子、床头柜、门把手等）的表面无明显污染物时，采取湿式清洁；当有明显污染物时，应先用吸湿材料去除可见的污染物，再进行清洁和消毒，消毒可用 500mg/L 的含氯消毒液进行喷洒与擦拭，作用 30min 后，用清水擦净，或选择 75% 乙醇溶液喷洒至湿润。

四、康复诊疗器材的使用原则与消毒

（一）针对传染性呼吸疾病病毒的消毒剂选择

在将康复训练器材用于诊疗隔离病区内患者时，原则上应当满足专人专用；若条件有限，不能保障医疗器具专人专用，则应当在每次使用后进行规范的清洁和消毒。使用后的医疗器械、器具应当按照《医疗机构消毒技术规范》（WS/T 367—2012）要求进行清洁和消毒。此外，针对引起传染性呼吸疾病的各类具有不同特点的病毒，应选择有效的消毒制剂，如本次暴发的新型冠状病毒（2019-nCoV），属于 β 属的新型冠状病毒，有包膜，是对消毒剂抗力最低的一类病原微生物。冠状病毒对紫外线和热敏感，56℃ 30min 水浴、含氯消毒剂、过氧乙酸和 75% 乙醇溶液、乙醚、手卫氯仿等脂溶剂均可有效灭活病毒，但世界卫生组织认定氯已定不能有效灭活病毒。目前，已经上市的消毒剂多数

为复方成分，其对各类病原微生物的杀灭效果在上市前均要被检测。因此，对于抗性很低的新型冠状病毒，市场上允许销售的、以乙醇为主要成分的消毒剂均能达到灭活效果。

（二）针对康复诊疗操作相关的物品消毒

1. 当医疗器材被污染时，应及时清洁后采用消毒剂进行消毒。

2. 在传染性呼吸疾病暴发期间，无论器材是否被拿入隔离病区使用，每日均应进行规律的消毒。

3. 拿入隔离病区使用的器材，原则上要一直放在隔离病房内，使用后在病房内浸泡消毒，消毒完成后也不建议带离隔离病房，以免每次使用时交替进出病房而增加病房外污染的风险。

4. 一般小件物品，每次使用结束后，应用 75% 乙醇溶液喷雾进行喷洒至表面湿润，或用一次性使用消毒湿巾擦拭。

5. 针对其他医疗器械，采取以下的消毒方法。①对于可浸泡且耐腐蚀的医疗器械，可用 1000mg/L 的含氯消毒液浸泡 30min 后再用清水冲洗干净；对于可浸泡但不耐腐蚀的医疗器械，可用 75% 乙醇溶液浸泡 30min。②对于不可浸泡的医疗器械，用 75% 乙醇消溶液喷洒至表面湿润，或用一次性使用消毒湿巾擦拭。

参考文献

［1］国家卫生健康委员会 . 国家卫生健康委办公厅关于加强疫情期间医用防护用品管理工作的通知 .（2020-02-03）http://www.nhc.gov.cn/xcs/zhengcwj/202002/039b10b649c444d7b39ad8a8b62e1c60.shtml.

［2］国家卫生健康委员会 . 国家卫生健康委办公厅关于印发消毒剂使用指南的通知 .（2020-02-19）http://www.nhc.gov.cn/xcs/zhengcwj/202002/b9891e8c86d141a08ec45c6a18e21dc2.shtml.

［3］国家卫生健康委员会 . 国家卫生健康委办公厅关于印发新冠肺炎疫情期间医务人员防护技术指南（试行）的通知 .（2020-02-21）http://www.hnwsjsw.gov.cn/contents/859/48718.shtml.

［4］国家卫生健康委员会 . 国家卫生健康委办公厅关于印发医疗机构内新型冠状病毒感染预防与控制技术指南（第一版）的通知 .（2020-01-22）http://www.gov.cn/zhengce/zhengceku/2020-01/23/content_5471857.htm.

［5］国家卫生健康委员会. 新型冠状病毒感染不同风险人群防护指南.（2020-01-30）http://www.nhc.gov.cn/xcs/zhengcwj/202001/a3a261dabfcf4c-3fa365d4eb07ddab34.shtml.

［6］李六亿，吴安华. 新型冠状病毒医院感染防控常见困惑探讨. 中国感染控制杂志，2020, 19(2): 1-4.

［7］姚宏武，索继江，杜明梅，等. 新型冠状病毒肺炎期间医院感染防控难点与对策. 中华医院感染学杂志，2020, 30(6): 1-5.

［8］中华人民共和国卫生部. 医疗机构消毒技术规范：WS/T367—2012. 2012. 北京.

（朱　迪）

索　引

（以拼音字母为序）

B

八段锦　117

C

传染性呼吸疾病　1

G

个人防护　177

H

呼吸功能评定　19

呼吸功能障碍　19

呼吸模式　20

环境消毒　159

J

肌肉力量　54

经鼻高流量氧疗　46

静态肺功能　21

K

康复护理　161

P

平衡能力　55

Q

气道湿化　51

气道雾化　51

器械消毒　159

R

人工气道　50

日常生活活动能力　33

软组织柔韧性　54

S

食疗药膳　129

T

太极拳　111

体外膜肺氧合　49

W

无创机械通气　46

物理因子疗法　139

X

心肺功能　55

心功能评定　24

心理康复　83

新型冠状病毒肺炎　2

Y

严重急性呼吸综合征　12

营养支持疗法　123

有创机械通气　48

运动肺功能　22

运动功能　2

运动功能障碍　55

运动治疗　59

Z

中东呼吸综合征　9

中药疗法　99

中医康复　96

中医理疗　105

主观呼吸功能　19